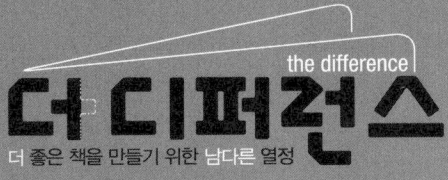

닥치고
데스런
우먼스

닥치고 데스런 우먼스

초판 1쇄 발행 2016년 5월 10일
초판 4쇄 발행 2017년 5월 1일

지은이 조성준
발행인 조상현
발행처 더디퍼런스
구성 조현영
포토 필립
메이크업 까라디 김은지 부원장
헤어 까라디 권득영 팀장
디자인 나인플럭스

등록번호 제2015-000237호
주소 서울시 마포구 마포대로 127, 304호
문의 02-725-9988
팩스 02-6974-1237
이메일 thedibooks@naver.com
홈페이지 www.thedifference.co.kr

독자 여러분의 소중한 원고를 기다리고 있습니다. 많은 투고 부탁드립니다.

ISBN 979-11-86217-37-5 13510

이 책은 저작권법 및 특허법에 따라 보호받는 저작물이므로 무단전재와 무단복제를 금지합니다.
파본이나 잘못 만들어진 책은 구입하신 서점에서 바꾸어 드립니다.
책값은 뒤표지에 있습니다.

DeSLun *Womens*

'단언컨대 여자들은 헬스장에 가지 않아도 소름끼치는 몸을 만들 수 있다'

닥치고 데스런 우먼스

저자 조성준 (Men's Health contributor)

더디퍼런스

PROLOGUE | 조성준

갖고 싶다면 지금 당장 시작하십시오!
'닥치고 데스런 우먼스'

● ● ●

처음 데스런 홈트레이닝을 시작할 때 여자 파트에 대한 고민이 많았다. 전공자나 피트니스 선수를 섭외하면 몸매는 당연히 만들어져 있고, 영상으로 찍었을 때 퀄리티가 높아지겠지만 진정성이 부족하다는 벽에 부딪쳤다. 그렇게 고민에 고민을 반복하던 중, 내 눈에 들어온 사람은 결혼을 앞둔 나의 예비 아내. 제일 좋아하는 음식은 치킨과 과자, 아이스크림, 심지어 맥주도 좋아라하는 뚱뚱하지는 않지만 여느 여자들과 다를 바 없이 옷 속에 군살과 셀룰라이트를 숨기고 살아가는, 내가 '빵꾸'라고 부르는 30대 초반의 여자였다. 그 아이에게 부탁을 했다. "내가 젊음을 바쳐 하고 있는 일에 '데스런 조성준'의 아내로서 살아있는 증거가 되어 달라." 조금 더 솔직히 말하면 운동 하나로 먹고 살았고, 앞으로도 그래야 할 나인데 내 여자가 운동과는 거리가 멀고, 움직이는 것을 너무 싫어하며 심지어 옷으로 몸매를 감춘다는 사실이 창피했다. 우여곡절 끝에 어렵게 아내는 승낙을 했고, 그날부터 나와 또 자신과 싸움이 시작됐다. 그 과정이 물론 힘들었고 수없이 벽에 부딪쳤지만 1년 반이 지난 지금 그 아이의 엉덩이는 허리에 붙어 있고, 굴곡이라고는 찾아볼 수 없던 배에 선명한 복근이 자리 잡고 있다. 그리고 이 글을 쓰고 있는 지금도 그 아이는 스스로 거울에 복근을 비춰 보며 혼자 알아서 헐떡대며 운동을 하고 있다.

운동이란 바로 이런 것. 돈 주고도 사먹을 수 없는 그런 맛이다. 소문난 맛집의 먹을거리는 언제든 사먹을 수 있지만 몸매라는 것은 수백 억을 줘도 살 수가 없다. 오직 오랜 기간 노력한 자만이 맛볼 수 있는 아주 달콤한, 그리고 중독성이 강한 맛인 것이다. 이 프로젝트를 시작하기 전 내가 아내에게 해준 말이 있다. "일단 한 번 가져 보자. 내가 맛은 보여줄게. 한번

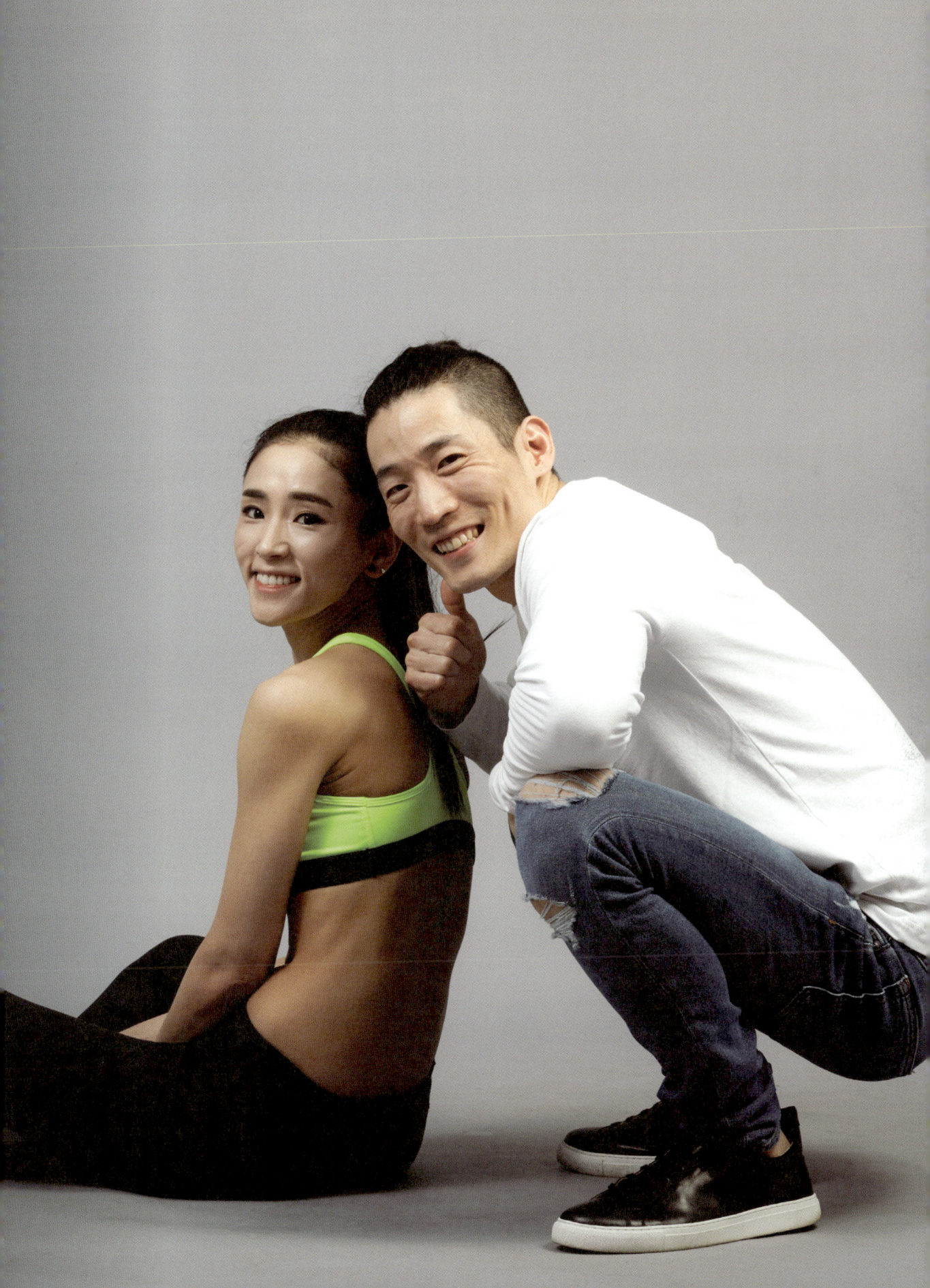

맛을 보게 되면 네가 알아서 하게 될 거야."

「닥치고 데스런」에서도 얘기했듯 책을 팔기 위해 여성들을 타깃으로 한 실용서들처럼 '다이어트 4주 프로젝트' 이런 거짓말은 자존심 상해서 못하겠다. 그것은 출판사와 계약 조건이기도 했다. '상업성 없이 진실만을 실어주겠다'

믿음이 간다면 이 책의 내용을 정확히 읽고 그대로 따라해 보자. 3개월 안에 몸매 만들기를 끝내고 싶다고? 그렇다면 이 책을 내려놓아도 좋다. 그런 거짓말은 할 수 없다. 3개월이면 어느 정도 감이 오기 시작하고, 6개월이 지나면 가속도가 붙기 시작할 것이며, 정체기를 3번쯤 넘었을 1년이 지날 무렵, 지방이 빠져나가고 탄력 없이 처져 있던 볼살과 뱃가죽마저도 탄력이 붙은 모습을 볼 수 있을 것이다. 그리고 그때부터는 유지하기다! 아주 조금씩, 하지만 분명 발전하며 자리를 잡아갈 것이다.

이 책은 힘들었지만 결국 워너비 몸매를 갖게 된 한 여자의 진솔한 몸매 만들기 스토리이자 그 몸매를 코치하고 만들어낸 프로 운동장이가 모든 것을 쏟아부은 회심의 비밀 정보서이기도 하다.

부디 저자의 경험과 내 아내의 노하우를 믿고 1년만 투자해 보길 바란다. 당신이 여자로 살아갈 수십 년의 시간에 자신감이라는 명품이 둘러질 것이다. Good luck!

PROLOGUE | 조성준'S WIFE 꾸 언니

아무 것도 하지 않으면
아무 일도 일어나지 않는다

● ● ●

　나는 '뚱뚱'하지는 않았지만 청바지 위로 어느 정도 뱃살이 튀어나오고 과자와 밀가루 음식, 치킨을 세상에서 제일로 좋아하면서 움직이는 건 미친 듯이 싫어하는, 그럼에도 다이어트에 중독된 사람처럼 굶는 다이어트와 요요를 반복하며 살았다. 내가 생각하는 다이어트에 운동은 없었고, '운동을 열심히 해서 남자들처럼 우락부락 몸이 더 굵어지면 어떡하지?' 하는 쓸데없는 걱정부터 하는 평범한 30대 여자였다. 심지어 365일 초콜릿 복근이 탑재되어 있는 조성준이라는 남자와 4년이라는 시간을 보내는 동안 귀에 못이 박히도록 잔소리를 들었지만 나와는 상관없을 일이라며 늘 외면했었다.

　그런데 결혼 준비를 하며 직장을 그만두면서 활동량은 확 줄었고 그 전보다 잦아진 군것질 덕분에 구석구석 군살들이 올라오기 시작했다. 야식과 자극적인 음식들로 늘 부어 있는 다리와 점점 두터워지는 러브핸들, 선명해지는 셀룰라이트까지! 20대 때는 며칠 굶으면 해결되던 살들이 30대에 접어들면서 나잇살로 차곡차곡 쌓이고 있었다. 쌓이는 나잇살만큼 정신적인 스트레스도 점점 쌓여갔고 이대로 넘어올 수 없는 강을 건너기 전에 뭐라도 해봐야겠다고 결심했다. 때마침 남편이 〈데스런〉의 여성 플레이어를 제안했다. "내가 붙잡고 만들어 주고 알려 줄테니 데스런의 플레이어가 되어줘"라고….

　'그래 남들은 비싼 돈 주면서 하는 거 한 번 해보지 뭐'라는 가벼운 생각과 함께 시작된 운동과 다이어트는 곧 나에게 1년 반이라는 시간 동안 수 없이 천국과 지옥을 오가게 했다.

　하지만 지금 이 글을 쓰는 바로 오늘까지도 그 도전을 멈출 수 없었던 것은 그 무엇을 할 때도 느껴 보지 못한 성취감을 온 몸으로 느끼면서 몸과 마음이 건강해졌기 때문이다.

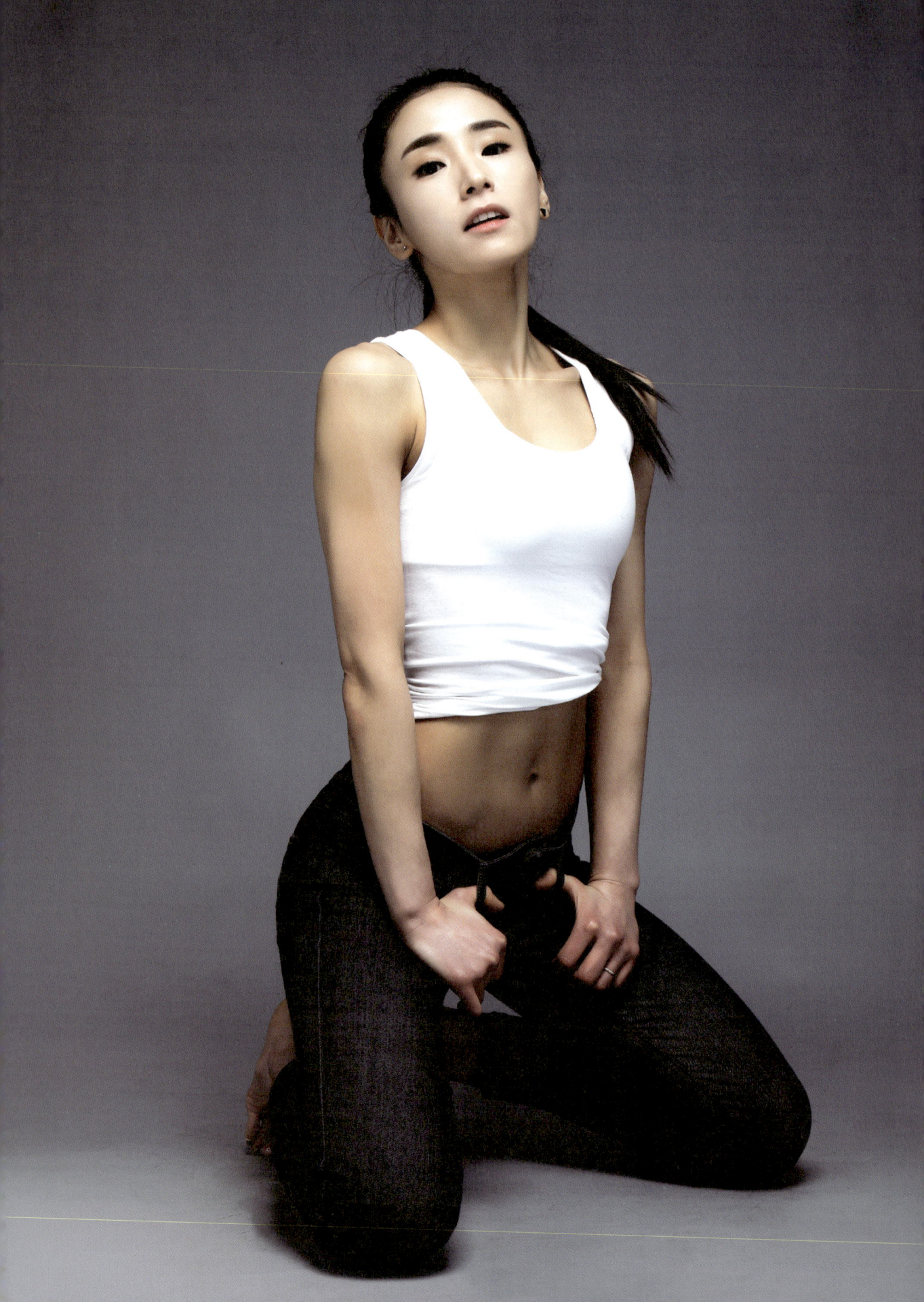

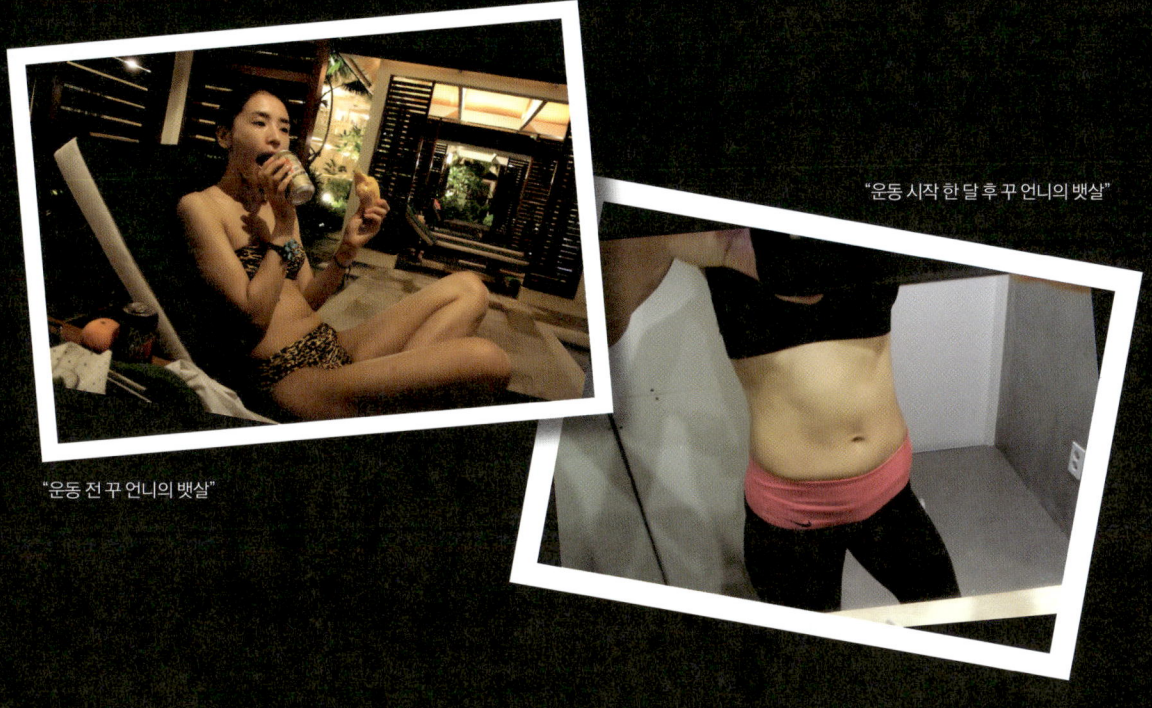

"운동 시작 한 달 후 꾸 언니의 뱃살"

"운동 전 꾸 언니의 뱃살"

그렇게 도전을 한다는 설레임과 기대감으로 시작됐던 데스런 우먼스는 내 인생의 전환점이 되었고, '전문 트레이너나 운동선수도 아닌 나와 같은 평범한 여자들도 〈데스런〉의 홈트레이닝 만으로도 탄탄 완소 몸매를 만들 수 있다는 걸 보여 주자'는 선한 영향력의 원천으로까지 번지게 됐다. 앞으로도 계속할 거냐고 물어본다면 잠시 '글쎄…'라며 고민하겠지만 탄탄한 11자 복근과 업된 힙을 볼 때마다 먹을 것에 대한 유혹을 뿌리칠 수 있는 힘을 얻게 되는 건 사실이니까, 아마 평생 하고 있지 않을까!

이 책에서 남편은 그의 10년 간의 경험과 노하우로 이론과 실제를 넘나드는 따끔한 현실을 이야기 할 것이고 나는 그 현실을 받아들이며 힘들어 했던 과정의 이이야기들을 공유하고 그 어려움을 극복한 노하우를 아낌없이 전할 것이다.

이 책이 다른 책들과 함께 책꽂이에 꽂힐 수도 있고, 가방에 늘 가지고 다니는 필수템이 될 수도 있다. 선택은 당신들의 몫이다. 단 후자를 선택했을 때 이 책은 당신의 인생을 송두리째 바꾸어 줄 수도 있을 것이다. 흰 티셔츠와 청바지만으로도 멋스러운 몸매를 갖게 된 내 노하우가 부디 당신들의 것이 되기를!

Good luck!

CONTENTS 차례

Prologue 조성준 | 004
　　　　　조성준's wife 꾸언니 | 007

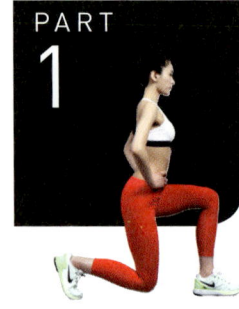

PART 1
다이어트하고 싶은 여자들이 가장 궁금해 하는 12가지

Q1 근육 운동을 하면 몸이 오히려 두꺼워지는 것 아니에요? | 018
　▶ 허벅지 살을 빼려면 어떤 운동을 하면 돼? | 020

Q2 뱃살이 있는 상태에서 복근 운동만 하면 11자 복근을 만들 수 있어요? | 022
　▶ 운동을 이렇게 열심히 하는데 내 복근은 왜 안 보여? | 024

Q3 살을 빼려면 유산소 운동부터 해야 하는 것 아닌가요? | 025
　▶ 사이클만 타도 운동이 되는 거 아니야? | 026

Q4 다이어트, 3개월이면 되는 거죠? | 027
　▶ 마의 3주 고비를 넘겨 보자! | 029
　▶ '운동하는 여자'가 되기 위한 5가지 TIP | 031

Q5 생리 주기가 다이어트에 영향을 주나요? | 032
　▶ "생리할 때는 운동은커녕 아무것도 하기 싫어, 운동을 꼭 해야 해?" | 034

Q6 작은 가슴, 운동으로 커질 수 있나요? | 035
　▶ 왜 살이 빠지면 가슴부터 작아지는 거야? | 036

Q7 셀룰라이트, 어떻게 없애나요? | 037
　▶ 셀룰라이트는 쏘옥 빼고 아킬레스건은 섹시하게 드러내자 | 038
　▶ 다리 부종을 예방하는 깨알 TIP | 039

Q8 힙 UP, 어떻게 해야 하나요? | 040
　▶ 어떻게 운동을 한다고 없던 엉덩이가 생겨? | 041

Q9 병원에서는 이상이 없다는데 왜 자꾸 허리와 무릎이 아플까요? | 042
　▶ 만성이었던 허리 통증, 운동하고 귀신같이 없어졌다! | 043

Q10 원푸드 다이어트는 실패할 확률이 높은가요? | 044
　▶ 원푸드 다이어트도 한약 다이어트도 아니라면 뭘 먹어야해? | 046

Q11 음식, 칼로리 계산하며 먹어야 하나요? | 047
　▶ 장볼 때 칼로리보다는 성분표를 보자! | 048

Q12 다이어트 식단, 도대체 뭘 먹어야 되나요? | 049
　▶ 다이어트 식단, 복잡하게 짤 필요 없다 | 051

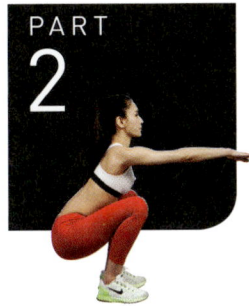

PART 2 데스런 우먼스 프로그램

데스런 우먼스 프로그램에 앞서 – 웜업과 스트레칭 | 056

STEP 1 | DeSLun Basic

01 스쿼트 | 068
02 런지 | 070
03 데드리프트 | 072
04 숄더프레스 | 074
05 벤트 오버 로우 | 076
06 푸시업 | 078
07 크런치 | 080
08 레그레이즈 | 082
▶ 베이직 다음은 어떻게 프로그램을 구성하면 되는 걸까?

STEP 2 | 갖고 싶은 몸을 위한 부위별 프로그램

1 봉긋한 가슴 만들기 – 상체 운동

01 와이드 푸시업 | 088
02 푸시업 가슴 열기 | 090
03 푸시업 다리 들기 | 092

2 겹치지 않는 팔뚝, 섹시한 어깨 라인 만들기

01 푸시업 무릎 당기기 | 096
02 푸시업 + 엉덩이 세우기 | 098
03 사이드 & 프론트 레터럴 레이즈 | 100
04 아놀드 프레스 | 102
05 체어 딥스 | 104

3 매혹적인 섹시 뒷태 만들기
01 백 익스텐션 | 108
02 데드 로우 | 110
03 스윙 | 112
04 굿모닝 엑서사이즈 | 114

4 탄력 있고 매끈한 허벅지와 애플힙
01 미니 에어 스쿼트 | 118
02 점프 스쿼트 | 120
03 체어 런지 | 122
04 사이드 런지 | 124
05 브릿지 | 126

5 뱃살을 빛나는 11자 복근으로
01 윗몸 일으키기 | 130
02 트위스트 크런치 | 132
03 크런치 상태에서 레그레이즈 | 134
04 다리 세우고 크런치 | 136
05 브이 업 | 138

6 S라인의 핵심, 코어 & 허리
01 원 레그 데드리프트 | 142
02 플랭크
　LV1 팔 펴고 플랭크 | 144
　LV2 팔꿈치 플랭크 | 144
　LV3 한발 들고 플랭크 | 145
　LV4 팔 펴고 플랭크 니크로스 | 146
　LV5 팔꿈치 플랭크 니크로스 | 148
　LV6 사이드 플랭크 | 150
　LV7 사이드 플랭크 다리 들기 | 151

7 집에서 하는 최고의 유산소 운동

01 죽음의 운동 버피 테스트
    LV1 버피 테스트 | 154
    LV2 버피 니크로스 | 156
    LV3 푸시업 버피 | 158
    LV4 버피 점프 | 160
    LV5 푸시업 버피 니크로스 | 162

꾸 언니의 운동과 함께 하는 피부 관리법 | 164
꾸 언니의 건강한 간식 | 165
꾸 언니의 맛있는 다이어트 식단 | 167

단언컨대
여자들은 헬스장에 가지 않아도
소름끼치는 몸을 만들 수 있다!

남성의 운동은 근육을 비대하고 멋진 몸을 만드는 것이기에 기구나 도구가 필요하지 않느냐고 물을 수도 있다. 그렇지만 여성들의 운동 목적은 엉덩이와 가슴은 살리되 나머지 부분은 슬림한 근육 라인만 남겨 놓고 다 빼기! 아닌가? 그렇다면 왜 기구들이 필요할까? 헬스장의 기구들은 보디빌더를 위해 만들어 놓은 것이다. 당신들은 울퉁불퉁한 근육이 아닌 섹시한 라인을 원하는 것이 아닌가? 슬림한 몸이 목표라면 준비된 마음가짐과 가벼운 덤벨이면 충분하다. 그런데도 비싼 돈을 내고 헬스장에 간다? '아마도 그곳에 가면 뭔가 되지 않을까?'하는 막연한 기대감 때문일 것이다. 당신의 의지가 없다면 그곳에 가도 아무런 일도 일어나지 않는다. 내 몸을 위하고, 운동으로 내 몸매를 예쁘게 만드는 게 목적이라면 2평 남짓한 공간, 그리고 『데스런 우먼스』 한 권이면 충분하다.

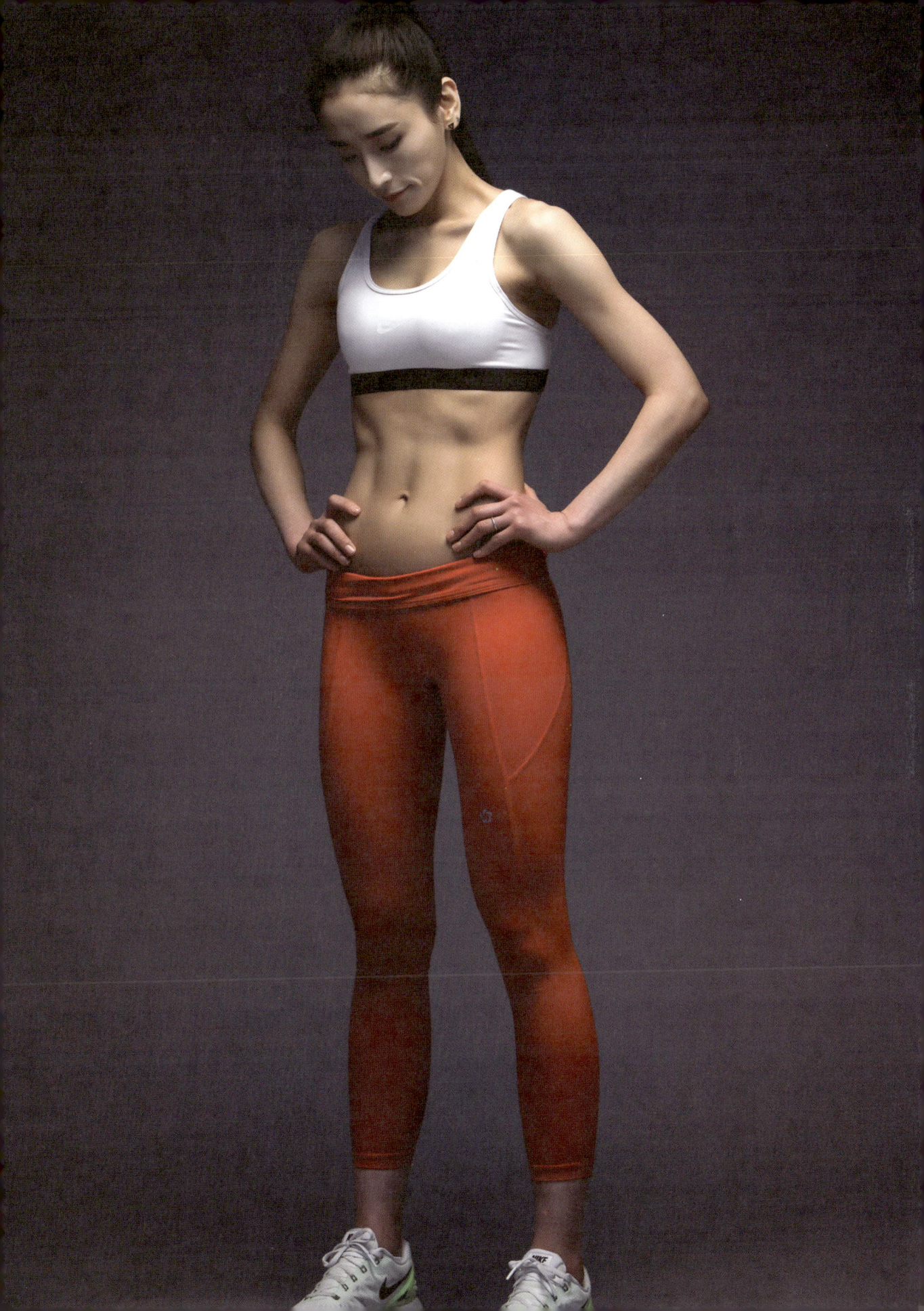

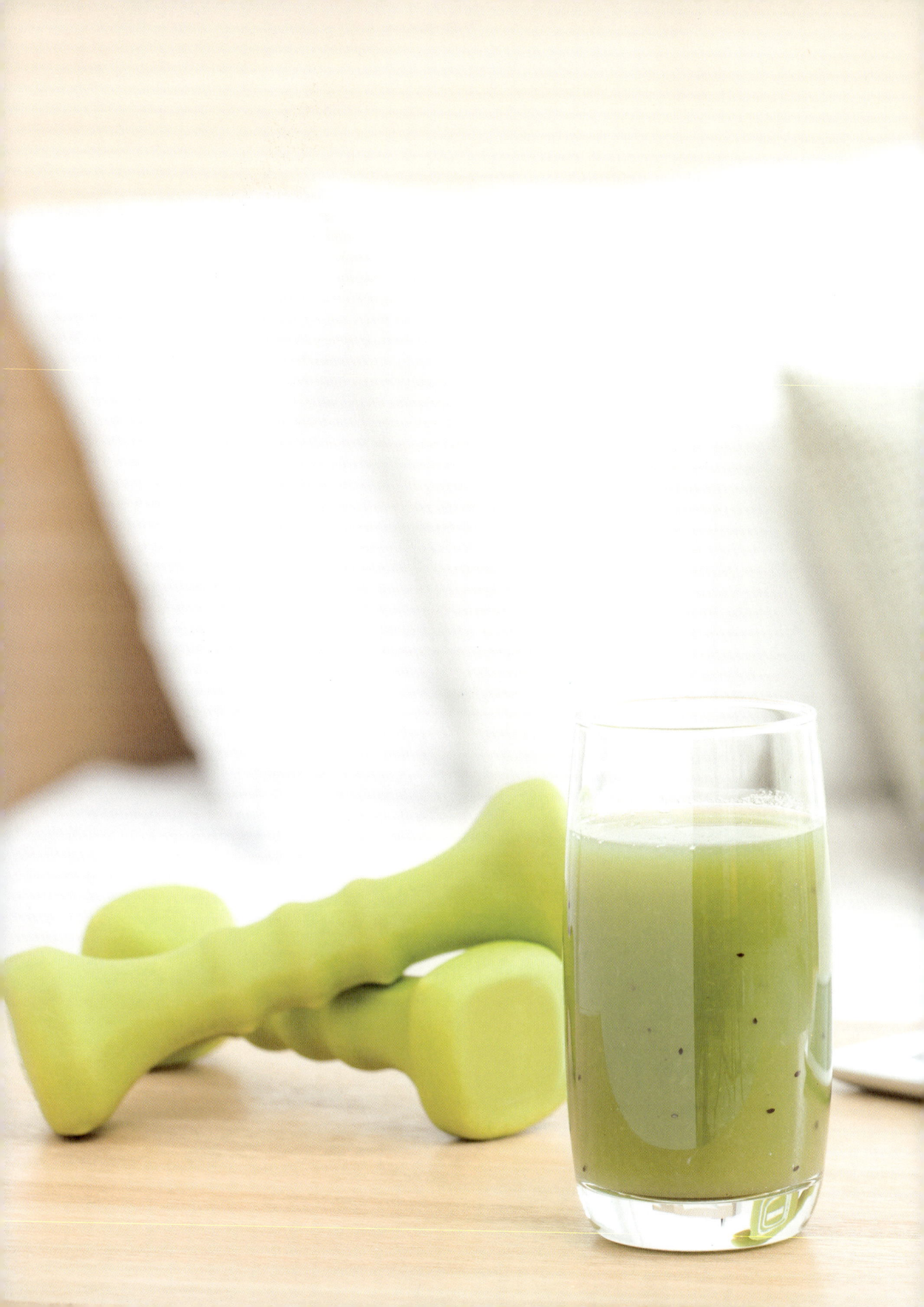

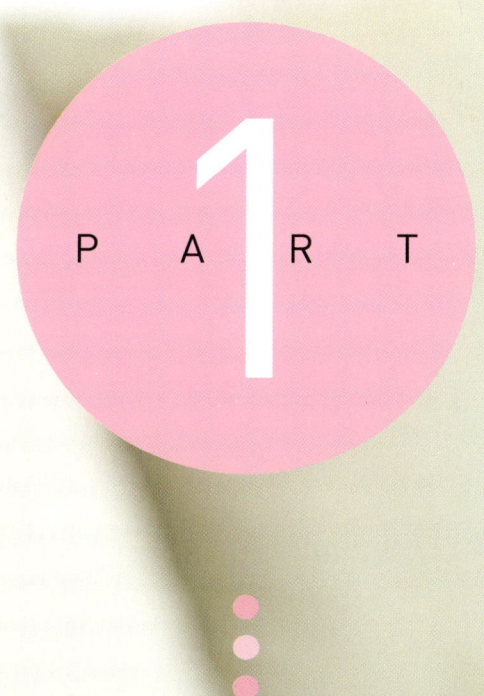

PART 1

다이어트하고 싶은 여자들이 가장 궁금해 하는 12가지

집에서도 할 수 있는 홈트레이닝 운동을 배워 보기에 앞서 저자가 10년 넘게 다이어트와 싸우는 여성들에게 가장 많이 받은 질문 12가지에 대한 명쾌한 답을 제시하고자 한다.

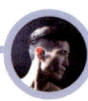

Q1 근육 운동을 하면 몸이 오히려 두꺼워지는 것 아니에요?

결론부터 말하면 음식 조절을 병행하지 않고 근육 운동을 계속하게 되면 몸이 두꺼워진다고 느끼지만 음식 조절을 병행하며 근육 운동을 하면 가슴, 엉덩이, 허벅지 등 글래머의 조건이라고 할 만한 부분은 남기고, 나머지 지방을 태워서 내 몸에 확실한 S라인이 생긴다.

부종과 지방, 셀룰라이트는 계속 같은 부피를 차지하며 다리에 붙어 있고 다리에 근육은 근육대로 붙어 나가니 당연히 두꺼워지는 것처럼 느껴질 수 있다. 그대로 나가면 역도의 여왕처럼 다리가 더 두꺼워진다.

그렇다면 섹시한 몸을 만드는 근육 운동이란? 음식 조절과 근육 운동, 유산소 운동을 병행하여 근육량 손실 없이 밀도만 높여서 섹시하게 비춰질 만큼의 라인을 남기고 엉덩이 근육을 만들어 UP한 다음, 허벅지, 특히 엉덩이 팬티 라인 아래의 지방을 음식 조절과 유산소 운동으로 태워서 그간 열심히 만든 근육이 섹시하게 보일 수 있게 지방층을 깎아 나가는 것이다.

스쿼트를 하면 다리가 두꺼워진다?

이 또한 같은 맥락이다. 발목에 아킬레스건이 안 보이고 일명 '코끼리 다리'라고 하는 라인이 없는 다리를 갖게 되는 이유는 크게 두 가지이다. 유전적인 요인과 자극적인 식습관!

결국 다리 쪽이 라인 없이 두껍고 셀룰라이트가 잡히는 이유는 그동안 했던 '굶기 다이어트'들이 그나마 있었던 근육을 퇴화시켜 버렸기 때문이다. 반면 남아 있던 지방세포가 증식되며 밀도는 더 높아져서 단단하게 자리를 잡은 것이다. 글래머러스한 골반과 힙업된 몸은 아니더라도 자극적인(탄수화물에 섞인 맵고 달고 짠 음식) 음식만 피했어도 붓고 통통한 다리는 피할 수 있었겠지만 대부분은 근육 운동을 안 하고 먹는 것은 자극적으로 먹고… 두 가지를 같이 하고 있을 것이다. 이는 다이어트의 최고의 적, 최악의 콤비다.

정확히 딱 꼬집어 말하자면 다이어트는 음식 조절이 70~80%이다.

남녀를 불문하고 먹고 싶은 대로 자극적인 음식들을 다 먹고 운동을 열심히 하면 지방층은 그대로 남아 있고 근육층이 더 두꺼워져서 소위 '근육돼지'가 된다. 안타깝지만 '근돼'는 빨리 조절을 시작해야 하는 심각한 상황이라고 해도 과언이 아니다.

근육돼지는 예를 들어 내 허리둘레가 28인치라고 하면 그 중 근육층까지의 둘레는 23인치밖에 안 될 경우인데 5인치는 복부 겉 지방으로 보면 맞을 것이다.

반대로 칼 같은 음식 조절과 근육 운동, 유산소 운동을 규칙적으로 병행해서 6개월 동안 복부와 허리의 근육량을 큰 손실 없이 23인치로 유지하고 복부의 지방을 4인치 덜어냈다면? 그 허리에는 아마 11자 복근 또는 어느 정도의 식스팩이 비치는 섹시한 복근이 장착돼 있을 것이다.

❶ 근육 운동은 근육의 라인을 예쁘고 섹시하게 만들기 위함이다.
❷ 근육 운동을 한다고 음식 조절을 안하면 살은 절대 빠지지 않는다.
❸ 다이어트에서 운동의 비중은 20~30%밖에 안 된다. 나머지는 음식과 휴식이다.
❹ 근육층과 지방층의 개념을 정확히 알고 스킨을 얇게 만들어라.

흰 티에 짧은 데님 핫팬츠를 멋스럽게 소화할 수 있는 젊은 시절의 여름은 당신의 인생에서 점점 줄어들고 있다. 날씨가 더워질 때는 이미 늦었다. 여름 몸매 준비는 겨울부터 시작하자.

"허벅지 살을 빼려면 어떤 운동을 하면 돼? 뱃살을 빼고 싶어! 먹는 건 마음껏 먹고 운동하면 되지?"

운동에 대한 지식이 별로 없는 나 같은 보통 사람들이 한결같이 궁금해 하고 거짓말이라도 꼭 듣고 싶어 하는 그 말! "응, 운동하면 그 부위 살 뺄 수 있어!" 하지만 남편에게서 돌아오는 건 냉정한 단호박같은 대답! "그 부위만 살 뺄 수 있는 운동은 없고, 살 빼려면 칼 같은 음식 조절이 필수야!" 처음에는 이해가 가지 않았다. 아니 이해하고 싶지 않았다. 먹은 만큼 운동을 하면 다 빠지는 줄 알았는데….

음식 조절의 중요성을 절실히 깨닫게 된 잊을 수 없는 '그 날'이 기억난다.

운동을 시작한 지 6개월 정도 됐을 때 어느 정도 자리 잡힌 복근과 허리라인 뿐만 아니라 콤플렉스였던 발목도 아킬레스건이 선명히 보이기 시작했다. 이제 내 몸은 영원할 것 같았고 스스로에게 보상해 줄 마음으로 치킨과 과자를 즐겁게 먹고 돌아온 월요일, 맘껏 먹었음에도 몸과 마음이 가벼운 느낌에 기분 좋게 체중계에 올라섰는데 나의 몸과 체중은 그냥 '헐!'이었다. 지방만 1.5kg이 쪄 있었던 것! 아니 어떻게 하루 먹었다고 지방이 1.5~2kg이 찐다는 말인가! 단 이틀 만에 6개월 이상 피땀 흘려 만든 내 복근은 지방으로 덮여 희미해져 있었고 나트륨 과다 섭취로 다리는 퉁퉁 부어 있었다. 그동안 해왔던 운동에 대한 배신감으로 화가 났고 절망스러웠다. 하지만 여기서 포기하고 그만둘 생각이 아니라면 이 과정 역시 내가 감당해야할 몫이었다. '기름과 밀가루와 소금은 너무 맛있는데. 그럼 어쩌란 말인가?' 맞다. 어쩔 수 없이 그냥 참고 또 참아야 한다. 아무리 운동을 열심히 해도 음식 조절이 안되면 소용 없으며 노력하지 않는 타고난 몸짱(20대 초반은 가능하다. 단 30대가 넘어서면 불가능)은 없다는 것!

남편은 그 과정을 알고 있었으면서도 내가 먹을 때 '네가 겪어야 할 과정'이라며 말리지 않고 지켜만 보았다. 남편은 몸매 관리의 0순위 수칙인 음식 조절의 혹독함을 알게 해주고 싶었던 것 같다.

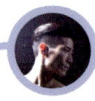

Q2 뱃살이 있는 상태에서 복근 운동만 하면 11자 복근을 만들 수 있어요?

딱 잘라 말하면 없다! 절대 없다. 만약 내장 지방이 있는 남자라면 가능하다. 배가 볼록하게 나와 있다가 힘을 주니 거짓말처럼 복근이 나오는 영상을 한 번쯤은 보았을 것이다. 하지만 피하지방이 많은 여성들은 불가능하다. 대부분 근육은 피하지방 아래에 있다. 피하지방이 근육을 덮고 있는 한은 근육이 있다 해도 절대 보이지 않을 것이다. 여러분의 지방 아래에 11자 복근이 숨어 있는 것이다. 음식 조절을 통한 지방 감소가 안 된 상태에서 윗몸 일으키기를 열심히 해대 봐야 절대 복근을 눈으로 볼 수 없다.

그렇다면 뱃살이 생긴 원인은 뭘까? 운동량은 없으면서 스트레스를 먹는 것으로 풀고 그것이 낙이라 생각하며 살아가기 때문이다. 뱃살은 특히 움직인 것보다 더 먹으면 찌고, 움직인 것보다 덜 먹으면 빠진다. 먹은 만큼 소비를 하지

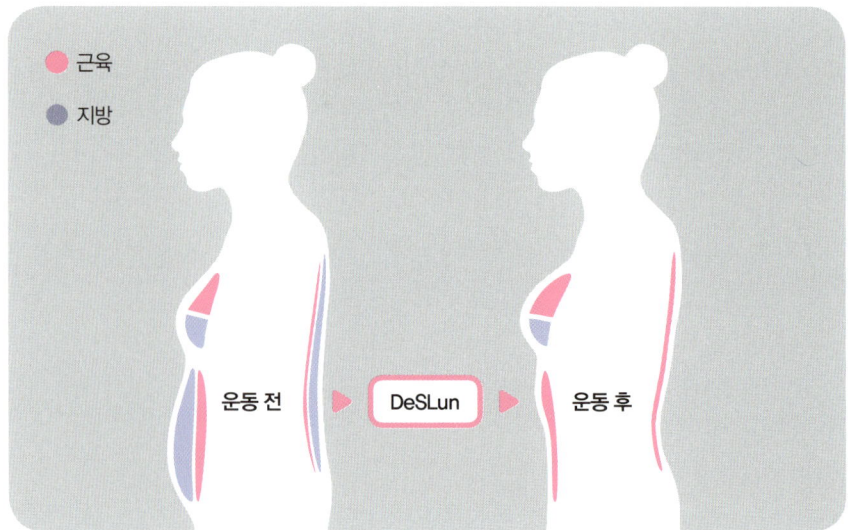

않아서 축적되고 그렇게 오랜 시간을 지낼수록 지방 세포는 늘어나며 나중에는 빼려고 해도 빠지지 않는 최악의 상황이 발생하게 되는 거다.

　이 책을 보고 운동을 시작한 여러분이 겪게 될 운동 기간별 배의 모양을 현실적으로 설명해주고 싶다. 음식 조절을 시작하며 운동을 열심히 한다면 2개월에서 3개월 뒤면 허리가 몇 인치 줄은 것을 확인할 수 있을 것이다. 하지만 '나는 왜 복근이 안보이지?'라는 고민이 시작될 시기이다. '왜 복근이 보이지 않냐고?' 이유는 간단하다. 풍선을 예로 들어 설명하자면 잔뜩 부풀어 오를 만큼 불어서 그 풍선에 바람이 빠질 때까지 놔둬 보자. 쭈글쭈글하고 늘어나서 새 풍선 때의 탄력은 찾아볼 수 없는 모양새가 되어 있을 것이다. 여러분의 배도 그렇게 늘어난 채로 오랜 기간이 방치되어 있었던 거다. 그런데 단지 3달 만으로 탱탱해질 수 있을까? '아 내 가죽이 이렇게 많이 늘어났던 거였구나' 정도로 쿨하게 받아들이고 그 상태 그대로 쭉 유지하며 운동에 조금 더 박차를 가하자. 다행히 우리 몸은 풍선과 달리 살아있기 때문에 지방이 빠져나간 공간이 필요가 없다고 느끼면 다시 가죽을 당기기 시작한다. 탱탱해지는데 얼마나 걸리냐고? 그 기간은 사람마다 다르지만 내 배가 장기간 늘어나 있었다면 적어도 1년은 걸린다는 솔직한 답을 해줄 수밖에 없다. 하지만 희소식은 장담하건데 안 되는 사람은 없다는 것! 6개월 이상 꾸준히 운동하는 사람은 무조건! 당신의 뱃살 속 선명하게 드러나는 복근을 볼 수 있다. 이건 저자가 보장할 수 있다!

"운동을 이렇게 열심히 하는데 내 복근은 왜 안 보여? ㅠㅠ"

사실 이 대목에서 가장 할 말이 많다. 내가 가장 힘들었고 스트레스가 많았던 부분이었기 때문이다. 운동을 시작하고 뱃살에 덮인 복근을 만날 때까지 유산소 운동을 따로 40분씩 했었다. 분명 보기에는 뱃살이 많이 얇아졌는데, 쭉 늘렸을 때는 복근이 비치리 만큼 많이 빠졌는데 앉기만 하면 살이 탄력 없이 축 처진 느낌이란 정말 절망스러웠다.

하지만 그렇게 6개월을 하니 야속하게 얼굴을 보여주지 않던 내 복근이 드디어 거울을 보고 웃고 있었다! 그 때의 희열이란… 겪어본 사람만이 안다.

하지만 그것이 끝은 아니었다. 운동을 시작하고 6개월쯤 되었을 때 복근 나왔다고 당당하게 찍었던 내 동영상을 본 사람들은 아마 눈치 챘을 수도 있다. 복근은 분명 보이나 몇몇 운동 자세에서 수축된 상태일 때 쭈글쭈글 접혀 있던 내 뱃가죽을 말이다. 몸매 관리는 가혹한 데가 있어서 '완성'이란 없고 언제나 'ing'인 것이다. 어느 정도 완성된 나의 복근도 아직 현재진행형이다.

그런 것 같다. 복근이 안에 탑재가 되어도, 그게 보이려면 두터운 지방을 먼저 빼야 하고, 내용물 빠진 껍데기를 당기는데도 그 이상의 시간이 걸린다. 이 과정을 다 참아내야 복근이 보이지만 중요한 건 분명 보인다는 사실이다! 당장 눈앞에 보이는 성과가 없더라도 너무 실망하거나 포기하지 말자! 그 시기 잘 이겨내고 그렇게 꾸준히 하다 보면 뱃가죽이 더욱 탄탄하게 올라 붙고 배꼽이나 복근의 모양도 점점 예쁘게 변하는 걸 볼 수 있을 것이다.

Q3 살을 빼려면 유산소 운동부터 해야 하는 것 아닌가요?

'근육 운동을 처음부터 시작하면 너무 힘드니까 한두 달은 유산소 운동부터 좀 하려고요~'라고 말하는 여자 회원들이 꽤 있다. 물론 유산소 운동만 하면 한두 달 안에 체중이 조금 빠진다. 전혀 하지 않는 것과 비교한다면 전혀 운동 효과가 없는 것은 아니다. 하지만 이왕 시간을 들여서 노력하는 거라면 근육 운동을 하는 것이 시간 대비, 노력 대비 훨씬 효과가 좋다고 자신 있게 얘기할 수 있다. 무리한 무게의 근육 운동은 근육이 그에 맞추어 커지고 말지만 적당한 무게로 쉬는 시간을 줄여 이른 바 '써킷 트레이닝'을 해주면 근육 운동과 유산소 운동을 하는 정통 웨이트 트레이닝보다는 덜 심심하고 짧은 시간 안에 운동 효과를 거둘 수 있다.

구체적으로 시간이 얼마나 단축될 수 있냐고?

처음에 유산소 운동만 한두 달하고 근육 운동을 시작하게 되는 방법으로 노력하여 6개월이 걸렸다면 바로 근육 운동과 유산소를 동반한 운동을 하게 되면 그 기간이 반 이하로 줄 수 있다. 단, 음식 조절이 병행된다는 조건 하에!

어쨌든 결론은 심폐지구력만 늘리려는 것이 목적이 아니라면 유산소 운동만으로 뺀 살은 다시 돌아온다. 근육 운동을 동반하여 조금씩 조금씩 운동량을 늘려나가고 긴 시간 유지를 하여 그 몸을 지켜 낸다면 그때 만들어진 내 몸이 비로소 내 것이 될 것이다. 그 전까지는 체중계 위의 숫자만 바뀔 뿐 소름끼치는 몸을 볼 수는 없을 거라는 것을 명심하자.

"사이클만 타도 운동이 되는 거 아니야?"

운동을 죽도록 하기 싫던 정체기에 그냥 '사이클만 좀 타면 안돼?'라며 30분 정도씩 사이클만 탔던 적이 있다. 물론 음식 조절은 열심히 하고 있었고 운동을 안 한 것은 아니기에 더 이상 체중이 늘지는 않았지만 근력 운동을 안 했으니 몸의 탄력은 없어지고 엉덩이나 허리 등의 볼륨이 점점 빠져가는 것을 느꼈었다. 지금 나에게 유산소와 근육 운동 중 하나밖에 할 시간이 없다고 한다면? 짧고 굵게 20분 유산소성 근육 운동(예를 들면 '푸시업 버피 점프' 종류 – Part 2 운동 편에 자세히 설명)을 하고, 음식 조절에 더 신경을 쓰겠다. 그것이 내가 몸소 겪어본 운동에 관한 진실이다.

Q4 다이어트, 3개월이면 되는 거죠?

자, 이제 음식 조절과 적절한 근력 운동의 중요성을 알았다면 본격적인 운동 계획을 잡아야 할 텐데, 궁금한 것 중 하나가 기간일 것이다. 저자에게도 여자 회원들이 가장 많이 묻는 질문 중 하나가 "여름 맞이 다이어트를 하고 싶은데 어떻게 해야 해요?"이다. 짧은 기간 다이어트를 목적으로 오는 여자 분들이 정말 많다. 3개월 만에 다이어트를 할 수 있느냐고?

우리 몸을 휴대용 플래시에 비교해서 설명해 보자. 배터리를 갈아주면 터질 듯한 밝기의 빛을 뿜어낸다. 하지만 그 영원할 것 같던 빛은 시간이 지날수록 어두워지고 결국은 언젠가 배터리는 방전이 되고 만다. 플래시와는 달리 생명체인 우리 몸의 장점은 주어진 환경에 맞추어 에너지를 나눠서 쓸 줄 안다. 하지만 그 배터리의 수명이 아주 짧아서 잠시만 음식을 넣어주지 않으면 '식욕'이라는 본능이 격하게 반응을 한다는 것! 참기가 힘들다. 하지만 그 참기 힘든 것을 견뎌 낸다면 몸속에 있는 에너지로 살림을 꾸려 쓰고 모자란 것은 우리 몸에 축적되어 있는 에너지로 대체해서 쓰게 된다. 이것이 다이어트의 원리다.

결론을 내보자. 단기간 살을 빼고 싶다면 간단하다. 굶어라. 그리고 몸을 혹사시켜라. 배터리는 다 되었는데 계속 힘을 내야 한다면 몸에 쌓인 지방과 근육을 모조리 끌어다 쓴다. 체중과 몸의 사이즈 줄이기에는 탁월하다. 특히 뱃살과 허벅지의 변화는 꽤나 매혹적이다. 사이즈만 보면 엄청나게 다이어트가 된 것 같은 착각에 빠지게 만든다. 하지만 탄력도를 한번 보자. 불어져 있던 풍선에서 바람이 빠져나간 것 같은 탄력 없는 뱃살과 허벅지를 보게 될 것이다. 대부분의 근육량이 손실됐기 때문이다. 게다가 몸이 적응을 할 시간을 주지 않고, 무작정 굶고 혹사시켰던 몸이 다이어트가 끝난 후 원래 먹던 식단과 예전의 운동량으로 돌아가게 되면 이전 이상의 체중과 부피로 돌아오는 것은 당연한 현상이다. 사람들은 이것을 '요요 현상'이라고 부른다.

 20대에는 요요가 심하지 않다. 하지만 30대를 넘어서면 감당할 수 없는 요요를 경험하게 될지도 모른다. 이렇게 '찌고 빠지고'가 반복되면 몸에 혼돈이 생기고 언젠가부터는 다이어트를 어느 때보다 강하게 해도 살이 빠지지 않는 불상사가 발생한다. 운동과 음식 조절은 처음에는 습관, 그 후에는 일상, 그리고 나서는 평생 동반자가 되어야 한다.

"마의 3주 고비를 넘겨 보자!"

사람마다 차이는 있겠지만 나는 3주가 고비였다. 체력이 많이 부족했던 탓에 운동은 너무나 힘들었고 운동을 시작했으니 군것질만 끊으면 바로 살이 빠질 거라 생각했는데 아무런 변화도 없는 몸을 보니 괜히 억울하고 화가 났다. 결국 한 달을 채 넘기지 못하고 폭식 폭발!

그렇게 한 달 간의 노력이 수포로 돌아가고 실패로 자신감은 더 떨어졌다. 앞으로 못 먹게 될 음식들 생각과 앞으로 얼마나 더 힘든 운동이 기다리고 있을까에 대한 두려움으로 다시 마음을 잡기란 정말 쉽지 않았다. 그렇게 한 번의 실패 후 다시 시작된 운동과 함께 나의 다이어트 플랜은 더욱 엄격해졌다.

▶ 주 2회 - 홈트레이닝 : 데스런 베이직 루틴(*Part 2에서 자세히 설명) + 유산소 45~50분
▶ 주 3회는 데스런 개인 PT + 유산소 30분

근육 운동+유산소 운동을 병행하며 일주일에 5일 이상 운동했다. 그렇게 힘겨웠던 한 달 후, 군살들이 점점 없어지는 게 보이기 시작했다. 지방에 한참 덮인 희미한 복근이었지만 라인이 점점 선명해지는 것을 보면서 재미를 느끼고 자신감이 생기기 시작했다. '나도 하니까 정말 되는구나!' 그때부터는 죽도록 타기 싫던 사이클도 음악에 박자까지 맞춰 신나게 타게 됐고 땀을 흠뻑 내고 나면 그렇게 기분이 좋을 수가 없었다. 체중은 큰 변화가 없었지만 체지방이 빠지고 근육량이 많아지며 확실히 달라진 몸이 거울 앞에 서 있었다.

순간순간 올라오는 '진짜 다 때려치우고 싶다. 그만 하고 싶다.'라는 생각들. 이만하면 딱 보기 좋다는 지인들의 달콤한 속삭임에 흔들렸던 3개월… 하지

만 그 3개월을 넘기고 나서는 잠시 흔들리더라도 금세 제자리로 돌아가곤 했던 것 같다.

지금은 처음 복근이 보이기 시작했을 때와 비교해서 몸이 계속 변하고 있다는 걸 느낀다. 억지로 힘을 주거나 그 전처럼 미친 듯이 운동 하진 않지만 1년 이상을 꾸준하게 하다 보니 근육이 자리를 잡고 예쁘게 모양을 잡아가며 진짜 내 것이 되고 있다는 느낌이다.

3개월 만에 다이어트를 할 수 있느냐고?

여자들이 '퍼프'로 파운데이션을 바를 때 10,000번은 두드려야 화장이 쉽게 벗겨지거나 들뜨지 않는다고 한다. 3개월의 타이트한 운동과 다이어트로 우리 몸에 약간의 근육을 입혀줄 수 있겠지만 들뜬 피부처럼 모양도 표면도 완벽히 자리 잡지 못한 채 쉽게 벗겨지고 말 것이다. 이것이 '운동 바보'였던 내가 몸소 겪은 진리이다. 3개월로 운동과 다이어트를 끝내버린다면 당연히 그 이전 모습으로 돌아갈 수밖에 없고, 그 기간을 잘 참고 견디어 1년 이상 꾸준히 해준다면 변화한 몸이 진짜 내 것이 될 수 있다. 운동을 하면서 많은 분들의 경험담을 듣게 됐는데 3개월을 못 버티고 포기한 사람은 많이 봤어도 1년 이상을 유지하다가 운동을 그만둔 분들은 보지 못했다. 이왕 시작했으니 조금만 더 참아 보자. 어느새 습관적으로 그 어떤 취미 활동보다 즐기면서 운동하고 있는 나를 발견하게 될 것이다.

'운동하는 여자'가 되기 위한 5가지 TIP

1 목표는 디테일하게 정하기
일단 디테일한 목표를 정하되 숫자(체중)보다는 작아서 못 입었던 옷이나 입고 싶었던 핫팬츠, 라인 있는 원피스, 핏한 스키니진을 부담 없이 입을 수 있을 때까지라든가 11자 복근에 도전하기! 등 구체적이고 뚜렷한 목표를 세워라.

2 장볼 때부터 다이어트가 시작된다. 식습관 바꾸기
- 집에 있는 군것질거리, 인스턴트식품을 모두 없애고 다이어트와 건강에 좋은 음식들로 채워라!
- 끼니마다 채소를 한 줌씩 꼭 섭취해 주기
- 초기의 극단적인 음식 제한은 부작용이 따를 수 있다. 아침, 점심은 평소대로 먹고 저녁만 샐러드로 바꿔서 가볍게 시작해 보자.

3 친구, 가족들에게 다이어트 알리기
본인의 의지가 강해도 주변인들이 도와주지 않으면 힘들다. 당당히 선포하고 도와달라고 하자. 내 지인들의 경우 서운해 하기보다 오히려 응원해 주었다. 만나면 날 배려한 장소나 메뉴를 선택해 내가 다이어트를 할 수 있도록 도와주었다.

4 운동 시간을 정해서 습관을 들여라!
피트니스 센터를 1년 끊어 놓고 한 달도 안 갔던 내가 이젠 누가 시키지 않아도 운동을 한다. 그만큼 습관이 중요하다. 규칙적으로 꾸준하게 할 수 있는 요일과 시간대를 정해 놓고 운동하는 습관을 들이자.

5 운동한 나에게 선물을 주자!
다이어트할 때 나에게 주는 보상을 '먹는 것'으로 하는 경우가 많은데 이건 요요가 오기 쉽고 떨어진 식욕을 오히려 돋우기 때문에 다른 방법을 선택했다. 내가 원하는 목표를 이뤘을 때 예쁜 운동복을 선물한다든지 하는 좀 더 실질적인 보상을 해주었더니 운동하는데 동기부여가 팍팍 되더라!

Q5 생리 주기가 다이어트에 영향을 주나요?

운동할 준비가 다 됐다면 일주일, 한 달, 3개월… 운동 스케줄을 짜야할 텐데 마음에 걸리는 일주일이 있을 것이다. 바로 생리 기간! 생기 기간 중, 여자들의 고민은 다양하다.

"생리 주기만 되면 식욕 참기가 너무 힘들어요."
운동은커녕 앉아 있기도 힘든데 운동을 어떻게 하나요?
생리 주기와 다이어트가 관련이 있나요?"

생리 주기와 다이어트는 관련이 있다. 그것도 아주 밀접하게 말이다. 이 기간의 내 몸을 알고 컨트롤 한다면 소름끼치는 효과를 맛보게 될 것이다. 개인차는 있겠지만 여자들의 생리기간을 생리 전·중·후로 나눠서 설명해 보자면 생리 시작 7~10일 전부터는 스트레스가 식욕으로 터지는 경우가 대부분이다. 이때 평균적으로 1.5~2kg 정도의 체중 증가가 있을 수 있다. 이 힘든 기간을 잘 이겨내는 것이 가장 중요하다. 스트레스가 많고 예민할 수밖에 없는 시기이다. 이 시기만 되면 술이나 맵고 달고 짠 자극적인 음식이 먹고 싶어지는데 몸은 오히려 수분을 품어야 하는 시기이다. 그런데 염분 가득한 음식을 먹게 되면 배출이 되지 않아 몸이 붓게 되는 것이다.

이 모든 몸의 변화는 생리와 배란에 관계하는 황체 호르몬 때문인데, 황체 호르몬은 지방세포의 활동을 촉진시켜 살을 찌게 만든다. 이러한 황체 호르몬 분비가 왕성한 때가 바로 배란기이다. 이로 인해 여성들이 배란기에 급격히 식욕이 왕성해지는 것이다. 그런데, 만약 이렇게 식욕이 왕성할 때 음식을 섭취한다고 생각해 보자. 평소 먹지도 못하는 양을 먹게 되고, 섭취한 모든 음식은 지방에 가서 붙게 된다. 그 반대로 먹지 않고 운동을 한다면 어떨까? 몸무게가 소름끼치게 빠지지는 않더라도, 몸 안쪽에서는 이미 지방세포를 열심히 분해하고 있을 것이다.

간혹 생리 주기가 다가오면 평상시보다 음식을 섭취하지 않아도 몸무게가 빠지기는커녕, 오히려 늘어난다는 분들도 있다. 하지만 그것은 단순히 일시적인 수분 증가로 인한 현상일뿐 지방과는 무관하다. 단, 그 기간에 운동을 열심히 해서 생리 전에 체중 증가를 막아냈다면 생리 후에는 분명한 체중 감량을 경험하게 될 것이다.

여성의 평균 생리 주기를 28일이라고 잡고, 생리기간을 5일로 잡으면 23일이라는 기간이 남게 된다. 이 기간의 몸의 변화를 다시 정리해서 설명하겠다.

★ 생리 10일 전
호르몬 분비 증가로 식욕이 왕성해지기 시작하면서 부종과 함께 체중이 슬슬 증가한다. 이 때 스트레스를 자극적인 음식으로 풀지 말고, 조금 강한 운동이나 그것이 아니더라도 스스로 활발한 신체 활동을 해주는 것이 필요하다.

★ 생리기간 5~7일
생리가 시작되면 몸은 힘들지만 식욕이 터질 정도로 예민하지는 않기 때문에 마냥 퍼져 있기 보다는 생리통이 심한 날, 양이 많아 불편한 날을 제외하고는 스트레칭이나 가벼운 운동을 해주는 것이 좋다.

★ 생리가 끝난 후의 10일
이 기간은 에스트로겐이 활발히 활동하기 시작하면서 비교적 쉽게 다이어트가 되는 시기다. 운동의 강도를 높이고, 음식 조절만 잘한다면 한 달 중 가장 크게 체중 감량의 효과를 볼 수 있는 다이어트의 황금기다.

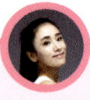

"생리할 때는 운동은커녕 아무것도 하기 싫어, 운동을 꼭 해야 해?"

일단 그저 골칫덩이라고 생각했던 생리 주기가 여자들의 다이어트에 이렇게 큰 영향을 끼친다는 것을 알게 되고 아주 잘 이용하면 더 빠르게 멋진 몸을 만들 수 있다는 것을 알게 된 후에는 '내 몸 사용법'을 더 확실히 알게 된 느낌이었다. 아무것도 모를 때에는 그저 본능에 이끌려 먹고 싶은 것을 무분별하게 먹었으며 살이 쪘다고 스트레스만 받을 줄 알았지 이유를 몰랐기에 늘 본능에게 머리가 지곤 했었다. 하지만 알고 덤비니 그 싸움에서 이기는 길이 보였다.

운동 초기에는 생리 기간에 그저 힘이 들기 때문에 '이 기회에 쉬자.' 싶어 거의 4일 연속 쉬어 버렸는데 확실히 더 처지는 느낌, 몸이 무거워지는 느낌이 들었다. 어느 정도 체력이 확보된 이후에는 첫째, 둘째 날만 쉬었고 셋째 날부터는 다리를 들어 올리는 종류의 운동을 빼고는 평소와 거의 비슷하게 운동했던 것 같다. 그랬더니 오히려 몸이 가뿐하게 회복되는 느낌이었다. 물론 개인차가 있겠지만 위에 설명된 생리 주기의 비밀에 대해 알고 운동하면 내 본능을 이길 확률이 높아진다는 것만은 확실하다.

주기마다 찾아오는 터지는 식욕은 어떡하냐고?

그 부분에 대해서는 나 또한 별다른 방법은 없다. 그냥 참다가 도저히 못 참겠다 싶을 때는 내가 가장 좋아하는 젤리 한 봉지 사서 며칠 동안 아껴가며 먹었다. 스트레스가 줄어 들고 체중이 조금 오르더라도 이유를 알기 때문에 마음이 오히려 편했다. 여러분도 젤리를 먹어야하는 건 아니다. 그렇게 시행착오를 겪다 보면 어느 순간 나처럼 자신에게 가장 맞는 터지는 식욕 대처법, 나만의 간식 활용법을 터득하게 될 것이다.

Q6 작은 가슴, 운동으로 커질 수 있나요?

이제 어느 정도 '내 몸 사용법'의 기본을 알았다면 부위별 운동 이야기로 들어가 보자.

'가슴 커지는 운동'에 대한 질문을 이렇게들 많이 하는 걸 보면 여성들의 큰 고민 중 하나는 가슴인 것 같다.

가슴은 반 이상이 지방으로 구성되어 있다. 원천적인 사이즈를 키우고 싶다면 방법은 수술밖에 없다. 하지만 비키니나 V넥 U넥 등의 티셔츠를 입었을 때 살짝살짝 보이는 정도의 예쁜 가슴골을 만들고 싶다면 그건 운동으로 어느 정도 가능하다. 남자나 여자나 근육의 구조는 같다. 어깨에서 명치 쪽으로 향하는 가슴 근육의 부피를 키우는 것이 가슴 운동이다. 새가슴의 남자가 열심히 푸시업을 해서 볼륨 있고 멋진 가슴 근육을 만든 것을 보았을 것이다. 여자 또한 이처럼 운동을 해서 윗 가슴의 근육 라인에 볼륨을 넣어준다면. 완전히 벗지 않는 이상은 충분히 보정 가능한 사이즈까지는 만들 수 있다. 가슴골을 원한다면? 이 책에 나오는 푸시업을 따라 해보자.

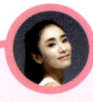

"왜 살이 빠지면 가슴부터 작아지는 거야?
어떻게 해야 하지?"

꽉찬 A컵 정도의 크지도 작지도 않은 가슴을 갖고 있었지만 사실 곳곳에서 나잇살들이 스멀스멀 올라오는 스트레스 덕분에 다이어트로 가슴이 작아지는 것에 대해 사실 예민하게 반응하지는 않았다. 하지만 본격적인 음식 조절과 운동이 시작되면서 역시 가슴살이 빠지기 시작했고 신경이 쓰일 수밖에 없었다. 그런 나에게 남편이 내린 처방은 다소 충격적이었다. '푸시업!' 7세 남자 어린이보다도 약할 것 같은 저질 체력인 나에게 남편은 죽도록 푸시업을 시켰다. Part 2에서 푸시업을 본격적으로 설명하겠지만 처음 푸시업을 했을 때는 눈물이 쏙 빠질 만큼 힘들었다. 하지만 울며 겨자 먹기로 10개씩, 20개씩 꾸준히 하다 보니 올록볼록 나와 있던 겨드랑이 살, 속옷에 짓눌리던 군살들은 적당히 정리가 되고 가슴에 탄력이 생기면서 있어야 할 곳으로 모이게 되는 효과가 분명히 있었다. 물론 푸시업을 열심히 한다고 해서 A컵에서 C컵이 된다거나 하는 드라마틱한 효과는 당연히 불가하다. 하지만 민소매 사이로 튀어나온 울퉁불퉁 흉측한 겨드랑이 살은 확실히 정리될 것이고 탄력 있는 예쁜 가슴을 가질 수 있을 것이라 장담한다. 근육으로 생긴 가슴이기에 가슴을 굳이 모으지 않아도 볼륨감이 더 있어 보이게 될 테니, 가슴으로 스트레스 받는 당신, 일단 푸시업을 시작하자!

Q7 셀룰라이트, 어떻게 없애나요?

시작부터 김빠지게 해서 미안하지만 운동만으로 부종과 셀룰라이트를 없애긴 어렵다. 꼬집지 않아도 보이는 셀룰라이트와 팬티라인 밑의 두덩이, 이른바 '바나나살'이 왜 생겼을까?

자꾸 듣기 싫은 말해서 미안하지만 먹지 말아야 할 만큼 많이 먹었고, 먹은 만큼 움직이지 않았기 때문이다. 좀 더 자세히 설명하자면 혈관에서 수분이 원활하게 순환하며 걸러져 나와야 하는데 탄수화물 위주의 맵고 달고 짠, 자극적인 음식이 들어가게 되고 움직임은 없다 보니 이것들이 혈관에 머물면서 물을 잔뜩 머금고 부어 있는 것이다. 그게 바로 부종이다. 유전적인 요인도 무시할 수 없지만 그렇다면 더더욱 노력으로 극복해야 한다. 셀룰라이트 없애기? 다른 방법은 없다. 건강한 음식으로 식습관을 바꾸고 꾸준하고 강한 운동으로 막힌 혈관들을 뚫어 셀룰라이트들을 녹여 버린다면 여러분도 인터넷에서나 볼법한 매끈한 다리를 가질 수 있다.

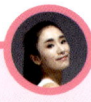

"나 더 이상 보정 속옷 입기 싫어! 셀룰라이트는 쏘옥 빼고 아킬레스건은 섹시하게 드러내자"

나는 사실, 스키니진을 입을 때 팬티 아래의 두덩이를 감추려고 늘 압박 타이즈나 속옷을 입곤 했었다. 그리고 발목이 두꺼워 보이는 것이 싫어서 옷을 입을 때도 늘 신경이 쓰였다. 발목이 도드라지는 스커트는 즐겨 입지 않았다. 어떻게 극복했냐고? 음식을 할 때는 간을 거의 하지 않고, 나트륨 배출을 도와주는 음식을 찾아 먹었다. 자극적인 음식은 확 줄이고, 종아리와 발목 스트레칭을 수시로 해주며 운동을 꾸준히 해주었다. 지금도 물론 완벽하지도 완전히 내 성에 차지 않는다. 하지만 1년 반이 지난 지금은 적어도 보정 속옷 따위 찾지 않는다. 허벅지 안쪽은 매끈해졌고, 두덩이는 거의 없어져 UP된 엉덩이를 당당히 드러낼 수 있게 됐다. 그리고 아킬레스건이 보이는 크롭 스타일의 팬츠도 기분 좋게 입게 되었다. 솔직히 지금 당장 운동을 멈추고 음식 조절을 중단한다면? 정말 순식간에 다시 예전으로 돌아갈 것이다. 그래서 남편은 운동과 몸매 관리를 풍선이라 표현한다. 급격히 불어나고 한 번에 터진다고 해서… 어쩌면 내가 운동과 음식 조절을 계속 하고 있는 가장 큰 이유이기도 하다. 한 여름, 땀 뻘뻘 흘리면서도 보정 속옷으로 내 살을 숨기던 그 때로 다시 돌아가기는 정말 죽도록 싫기 때문에….

평소 잘 붓는 다리가 늘 스트레스였다. 부종의 원인인 맵고 짠 음식을 달고 사는 안 좋은 식습관에 운동 부족과 혈액 순환 장애가 가장 큰 요인이었다. 자극적인 음식을 줄이고 운동을 해서 전체적으로 혈액 순환 개선을 위해 노력했다. 또한 스트레칭과 셀프 마사지를 자주 해주면 운동 후의 근육통도 덜어주는 데 도움이 된다. 지금은 아킬레스건이 보일 정도로 다리의 붓기가 많이 좋아졌다. 실천하지 않고 '될까?'라는 의심만 하지 말고 지금 바로 시작해 보자. 꾸준히 하다 보면 확실히 효과가 있다는 것을 경험자로서 다시 한 번 강조하고 싶다.

다리 부종을 예방하는 깨알 TIP
❶ 누운 상태에서 다리를 90도가 되게 올려준 뒤 발바닥이 천장을 향하게 쭉 당겨줬다가 발끝이 천창을 향하게 하는 동작을 반복한다.
❷ 잘 때는 늘 아주 큰 베개를 발밑에 놓아 다리를 올려놓고 잔다.
❸ 종아리와 발목을 수시로 마사지해준다.

Q8 힙 UP, 어떻게 해야 하나요?

　자, 이제 셀룰라이트와 엉덩이 밑 두덩이가 생긴 이유를 확실히 알았다면 힙 UP을 시작해 보자. 대체 어떤 과정을 통해 힙 UP이 되는 것일까? 일단은 아래 그림을 보자. 운동을 하지 않아 퇴화된 엉덩이 근육이 작게 보인다. 그리고 그 아래로 지방들이 처져 있다. 다리와 엉덩이를 자극시키는 운동을 통해 엉덩이에 근육을 붙여나가고, 음식 조절과 지방을 태우는 운동을 통해 엉덩이 아래의 지방을 태워나간다면? 옆의 그림처럼 엉덩이 근육이 허리에 올라 붙고, 아래의 지방이 빠진 것을 볼 수 있다. 심지어 그로 인해 다리도 5cm 정도 길어진 것 같은 비주얼 쇼크까지! 여러분도 경험할 수 있다!

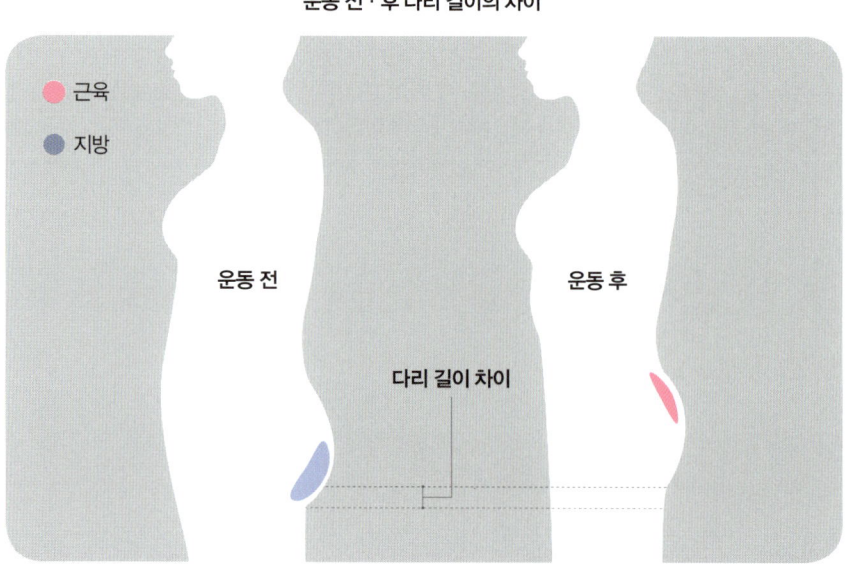

운동 전·후 다리 길이의 차이

"어떻게 운동을 한다고 없던 엉덩이가 생겨? 말도 안돼!"

하루는 남편이랑 같이 영화를 보는데 여자 주인공이 몸에 쫙 달라붙는 원피스를 입고 나왔다. 거짓말처럼 볼륨 있는 엉덩이 라인에 내 남편은 눈이 휘둥그레지고 감탄사를 남발한다. 뭐 나도 감탄은 했지만 '외국 사람이니까… 저건 타고난 거겠지'라며 크게 신경 안 쓰고 넘기려는데 남편은 나도 운동을 하면 저렇게 만들 수 있단다.

"어떻게 운동을 한다고 없던 엉덩이가 생겨?" 말도 안 된다며 나는 콧방귀를 뀌었고, 남편은 그림까지 그려가며 친절하게 그 원리를 설명해 줬지만 전혀 와 닿지는 않았다. 내가 그랬었다. 그렇게 백 번 설명을 해줘도 이해되지도 않았고 이해하려 하지도 않았던 내가 이젠 친구들에게 같은 그림을 그려가며 같은 이야기를 하고 있다. 그저 음식 조절을 장기간 했을 뿐이고, 죽도록 힘들지만 운동을 거르지 않은 것뿐인데 어느 순간 셀룰라이트는 점점 없어지고 바지의 핏이 달라졌다. 이건 아무리 설명해도 본인이 해보지 않으면 절대 모른다. 다이어트를 하고 싶다고 도와 달라는 친구에게 "나도 했는데 너도 할 수 있다. 진짜 변하더라. 그냥 눈 딱 감고 믿고 딱 1년만 해봐!" 하고 사정한다.

'되고 싶다. 하고 싶다' 마음만 가득했지만 불신과 두려움 때문에 엄두도 내지 못했던 친구는 변화된 나를 보고 동기 부여가 된 듯 본격적인 운동과 다이어트를 결심했다. 마냥 뿌듯했고 더 열심히 알려줘야겠다는 생각이 들더라. 혹시라도 아직 고민 중이라면 지금 당장 시작해보고 여러분도 제발 한번 느껴보길!

Q9 병원에서는 이상이 없다는데 왜 자꾸 허리와 무릎이 아플까요?

허리를 많이 쓰는 직업도 아닌데 왜 갑자기 디스크가 오고 통증들이 생길까? 나는 디스크도 아니고 아무 이상도 없다는데 도대체 왜 허구한 날 허리가 아프고 무릎이 아플까?

여러 가지 질문들의 이유는 한 단어로 설명된다. 바로 '퇴화'이다. 퇴화에는 두 가지 요인이 있다. 근육의 감소와 지방의 증가이다. 예를 들어 성장기가 끝났을 무렵 내 몸무게가 50kg이고 그 몸무게 중 근육량이 23kg이었다고 치자. 하지만 해가 갈수록 근육량은 조금씩 줄었을 것이고, 지방은 오히려 두 배 이상으로 늘어났을 것이다. 5년이 지난 지금 몸무게가 53kg이라 한다면, '그 정도는 괜찮지 뭐' 하고 위안을 삼고 있겠지만 괜찮은 게 아니다. 자세히 뜯어 보면 그 중 근육량은 20kg 정도로 3kg이 줄었고 지방은 6kg이 늘어나 예전에 내 23kg의 근육이 지탱해줘야 하는 나머지 무게가 27kg이었다면 지금은 20kg의 근육으로 33kg을 받쳐줘야 상태일지도 모르니까. 쉽게 말해 이럴 경우 6kg의 가방을 항상 메고 살아간다고 볼 수 있는 것이다. 지금 당장 6kg의 가방을 메고 일주일만 살아 보자. 당연히 허리에, 무릎에 무리가 가고 아플 것이다. 이것이 바로 근육 운동을 해서 근육량을 유지 또는 상승시켜야 하며 지방은 줄여야 하는 이유다.

"만성이었던 허리 통증, 운동하고 귀신같이 없어졌다!"

나 같은 경우 자세가 워낙 안 좋다는 지적을 많이 받는 편이었고 누웠다 일어날 때도, 앉을 때도 늘 뻐근하고 콕콕 쑤셔서 허리를 곧게 펴고 앉아야 할 만큼의 통증이 항상 따라왔었다. 이에 대한 남편의 해답은 심플했다.

"과체중은 아니니까 그냥 운동 부족으로 인한 근육의 퇴화야!"

운동을 시작하면 금방 나아질 줄 알았던 통증은 계속 됐고 나는 운동을 하면서도 '복근 운동인데 왜 허리가 아프지?' '제대로 하고 있는 게 맞나? 정말 맞게 하고 있는 건가?' 의심이 가득했다. 30년 동안 안 쓰던 근육을 움직이려니 아픈 건 당연하다는 생각은 못하고 그냥 통증에만 신경이 쓰였던 거다.

결론적으로 운동을 시작한 이후에 근육통 이외에 통증은 느껴본 지 꽤 되었다. 통증 대신에 가만히 서있어도 허리가 S라인을 그리며 곧게 잡혀 있는 게 느껴지고, 처진 듯이 보이는 탄력 없던 무릎살은 올라 붙었다. 내가 허리 아프다고 할 때마다 남편은 운동 부족이라고 '운동'을 강조했었는데 역시 답은 기·승·전·운동이었던 것이다.

Q10 원푸드 다이어트는 실패할 확률이 높은가요?

이제 운동에 대한 기초 원리를 웬만큼 이해했다면 식이 조절의 기본에 대해 알고 가자. 한방 다이어트, 덴마크 다이어트, 식이음료 다이어트 등 여러 유행했었던 다이어트식들! 한 번쯤 시도들 해보았을 것이다.

하나의 단일 식품을 먹는 '원푸드 다이어트'를 특히 많이들 하는데 이 '원푸드 다이어트'는 한 가지의 영양소만 먹어 다른 영양소를 배제하여 근육량과 지방을 말려 버리는 방법이다. 그런데 이 방법은 두 가지의 부작용이 있다. 첫째, 단기간에 탄력 없이 살이 빠져 버리기 때문에 살이 축 늘어지게 된다. 둘째, 일반식으로 돌아갔을 때 요요가 200% 올 수밖에 없다. 부족했던 영양소를 섭취했을 때, 우리 몸은 기다렸다는 듯이 흡수하기에 평소보다 더 흡수가 빠르게 되기 때문이다.

한약 다이어트의 경우도 마찬가지이다. 마황 성분으로 심장이 빨리 뛰는 상태가 유지되도록 해서 살을 빼는 효과이고, 식욕억제제 같은 약품은 더 말할 것도 없다. 단순하게 생각했을 때도 인위적인 약물이 몸에 들어가서 몸의 무언가를 억제를 하고 변화를 준다면 과연 건강에 좋을 수가 있을까? 특히 약물 다이어트를 시도했을 때는 몸이 여러 가지 환경에 몇 달씩 왔다 갔다 하며 적응하려고 하다가 정작 나중에 제대로 된 다이어트를 했을 때, 효과는커녕 반응도 하지 않을 가능성이 크다.

그렇다면 무엇을 먹고 다이어트를 하란 말인가요?

운동을 시작하고 적어도 1년 정도는 자신의 몸을 시험한다 생각하고 음식을 섭취하는 것이 좋다. '나는 이렇게 먹어 보니 반응이 이렇더라'라는 식으로 말이다. 그렇게 시간이 흐르다 보면 내 몸에 맞는 다이어트 식단을 자연스레 알게 된다.

사람마다 체질과 근육과 지방의 양이 모두 다르기 때문에 같은 체중을 가진 사람이 같은 식단대로 먹고 같은 운동을 한다고 해도 당연히 다른 결과가 나오기 때문이다. 예를 들어 1300kcal 만큼의 식단을 만들어 먹는다고 할 때, 대부분 닭가슴살 몇 조각, 채소 어느 정도, 고구마 1개 이런 식의 운동식을 만들어서 먹을 것이다. 사실 닭가슴살마다 무게도 다르고 같은 무게라 할지라도 단백질의 함유량은 다르다. 채소도 마찬가지다.

그래서 사실 정해진 운동식이라는 건 없다. 술 안 마시고, 탄수화물과 짠 음식 피하고, 밤에 안 먹고 몸에 좋은 음식을 먹는 것! 그게 운동식이 아닐까 싶다. 그렇게 내 체질을 알아가며, 먹어 보며 운동을 하다 보면 장담하건대, 1년 안에 내가 먹어야 하는 음식의 종류와 양 정도는 스스로 알 수 있게 된다. 못하는 이유는 오직 의지 부족, 본능에게 머리가 졌을 뿐이다.

"원푸드 다이어트도 한약 다이어트도 아니라면 뭘 먹어야해?"

나 역시 다이어트를 위해 남들이 하는 건 다 해봤다. 원푸드 다이어트부터 밥 먹고 팻다운, 덴마크 다이어트, 식욕억제제, 한약 다이어트, 카복시까지! 물론 위와 같은 다이어트도 정말 굳은 의지로 성공하는 사람들도 있을 것이다. 하지만 나를 포함한 내 주변에 저러한 방법들로 쉽고 편하게 살을 뺀 사람은 있어도 2개월 이상 유지를 하고 있는 이는 없다. "단기간에 뺀 살은 단기간에 고스란히 다시 내 것이 되어 돌아올 뿐이고 돈은 돈대로 버리고 정신적인 스트레스만 더해져 갈 뿐이다." 남편은 나에게 귀에 못이 박히게 얘기했었다. '언론매체, 방송 등에서 말하는 먹을 거 다 먹고 운동해서 뺄 수 있다는 건 다 뻥이라고! 먹을 것만 먹어야 한다고!' 저렇게 얘기할 때는 정말 짜증이 확 올라왔었다. 하지만 사실이었다. 결국 내가 운동으로 다이어트를 하고 데스런의 우먼이 되고 책까지 쓰고 있는 걸 보면 말이다.

그렇다면 어떻게 먹어야 할까? 하루 500칼로리 연예인 식단을 따라한다고? 그것은 현실적으로 거의 불가능하고 체력 저하로 운동도 못하고 바로 요요를 겪게 될 가능성이 크다. 그렇다면 내가 생각하는 현실적인 식단이란? 그냥 우리가 먹는 평상식에서 조금 덜 짜게 덜 달게 먹고, 군것질 대신 채소, 과일, 견과류를 먹어주는 것! 하나 더 보태자면 일단 먹는 양을 줄여라! 아무리 저칼로리, 고단백 식단이라 해도 많이 먹은 것에는 답이 없으니까…. '꼭 살을 빼야겠다!'라는 생각에 갇혀 스트레스를 받는다면 오래 버티기 힘들다. 그보다는 저칼로리, 저당, 저탄수화물 식단을 좀 더 맛있게 먹는다고 생각해 보자! 그런 방법이 생각보다 많으니 검색도 많이 해보고 즐기면서 해보길! 거기에 운동이 더해진다면 더할 나위 없겠다.

Q11 음식, 칼로리 계산하며 먹어야 하나요?

"기초대사량에 맞게 먹는 거 어떻게 먹는 거예요?" 가장 많이 받는 질문 중 하나이다.

기초대사량에 맞는 다이어트 식단의 기본 정석 :
본인의 기초대사량을 측정한 뒤, 본인 성분의 비율에 지방과 근육량이 차지하는 비율을 계산하여 원하는 체중만큼의 기초대사량을 뺀 다음 단백질과 탄수화물, 야채, 과일 등 몸에 꼭 필요한 영양소의 비율대로 자극적인 음식을 배제하고 먹는 것

이렇게 정석을 알아 보니, 벌써 머리 아프지 않은가? 게다가 바쁜 현대인의 운동식은 본인의 출퇴근 시간을 생각해 보고 그에 따른 변수까지 계획에 넣어야 그것이 제대로 된 운동식이다. 운동식은 왜 먹으려 하나? 장기간 꾸준히 다이어트를 하기 위해서 만드는 것 아닌가? 그런데 위와 같이 운동식의 정석으로 먹게 되면 한 달은 커녕 일주일도 실행하기 힘들 것이다. 토마토 하나가 몇 칼로리, 닭가슴살 한 장이 단백질 몇 그램, 이렇게 무게 달아가며 조절할 수 있을만큼 시간이 많은 사람이거나 도우미를 두지 않고서는 말이다.

물론 100명 중 한두 명은 남들에게 '독한 놈' 소리 들어가며 해내는 경우도 있지만, 대부분의 경우는 무리한 식단을 다이어리 속에 넣어 놓고 첫째 날 또는 둘째 날 안에 실패를 경험하고 또 한동안을 보내다가 1년에 한두 번씩 이제 운동해야지! 라는 다짐을 하게 될 것이다.

그러니 지금의 식사량과 패턴에서 본인이 현실적으로 양보할 수 있는 것은 양보하고 먹을 수 있는 현실적인 방안을 생각해야 한다. 칼로리 계산을 하지 않고 먹어도 예쁜 몸을 만들 수 있냐고? 물론이다. 좀 더 구체적인 운동식은 다음 질문에서 설명하겠다.

"장볼 때 칼로리보다는 성분표를 보자!"

내가 운동과 다이어트를 함께 시작하면서 생긴 습관이 있다. 바로 먹을거리를 살 때 칼로리보다는 성분표를 먼저 본다는 것! 여태까지 먹어왔던 식사보다 덜 짜고 덜 맵고 덜 달게, 칼로리보다 성분을 확인하고 영양소에 맞게 골고루 먹으려 노력했다. '성분 확인? 그건 어떻게 하는 거야?' 어렵지 않다.

아주 간단한 예를 들자면 200칼로리의 에너지를 얻는데 사과는 385g, 감자칩은 37g이 필요하다. 양도 성분도 차이가 어마어마하며 내 몸에 끼치는 영향도 판이하게 다르다는 걸 한 눈에 알 수 있다. 감자칩 37g으로는 전혀 포만감을 느끼지 못하다 보니 절제를 못하고 더 먹게 되는 경우가 대부분이지만 같은 칼로리인 사과 385g을 먹었을 때는 포만감과 건강, 다이어트 효과를 한 번에 잡을 수 있는 것이다. 수치로 저 사실을 확인한 순간부터 감자칩은 별로 먹고 싶은 생각이 없어지더라.

나는 배고픈 감자칩보다 배부른 사과를 선택하기로 했다.

여기에 한 가지 더! 굶으면 100% 요요가 온다는 걸 이미 수많은 경험으로 알고 있기에 꼬박꼬박 끼니를 챙겨 먹는 것 또한 잊지 않는다.

Q12 다이어트 식단, 도대체 뭘 먹어야 되나요?

그렇다면 대체 구체적으로 무엇을 먹으며 운동을 해야 하는 것인가?

주위에 운동 좀 한다는 이들에게 '식단 좀 짜줘'라는 부탁을 해본 경험이 한번쯤 있을 것이다. 물론 그들은 나름의 정석에 가까운 다이어트 식단을 줄 것이다. 하지만 생각해 보았는가? 그들과 당신은 근육량도 골격도 체중도 체력도 모든 것이 다르다는 것을!

앞에서도 언급했지만 내 몸에 직접 해보는 '테스트'가 가장 중요하다. 남과 비교하지 말라는 것이다. 운동과 다이어트는 혼자 할 수밖에 없는 자신과의 싸움이다. 자신에게 맞는 식단을 먹어야 하는데 대체 뭘 먹어야 하냐고? 당신은 이미 그 답을 알고 있다. 탄수화물 먹으면 살찌고, 밤에 먹으면 살찌고, 맵고, 달고, 짠 것 먹으면 살찐다는 것을 모르는 이가 있을까? 그저 놓고 살뿐이다. 그 사실을 인정한다면 지금부터 당장 음식을 대체하고 줄여야 한다. 당신의 생활 패턴과 현실적으로 가능한 식사 시간과 음식의 종류를 떠올려 보아라. 직업상 불가능한 음식 조절은 없다. 예를 들어 아침 6시까지 출근하여 밤 12시에 퇴근하는 모 대기업에 재직 중인 여성 회원이 있었다. 주말 하루 나에게 와서 운동하고 평소에 자기 전에 20분 운동하고 철저한 음식 조절을 통해 11자 복근을 갖게 된 멋진 분이다. 어떻게 그럴 수 있냐고? 그저 독하게 자기관리를 했을 뿐이다. 단언컨대 저녁 시간을 재미나게 보내고 맛난 것도 먹고 와인도 한잔하고 그런 식으로 우아한 생활과 멋진 몸은 공존할 수 없다.

다시 본론으로 돌아가 현실적인 식사 컨트롤에 대해 이야기해 보자. 일단 짧은 기간에 무언가를 이루어야 하겠다는 생각부터 버리자. 몇 년 동안 살쪄온 몸이 몇 달 만에 인터넷 사진 속의 모델들처럼 멋진 몸으로 변할 수 있을까? 적어도 1년 길게는 2년도 걸린다. 길게 마음을 먹고 일단 시작을 해보자. 근육량이고 기초대사량이고 모두 떠나서 일단 조금씩 줄이면서 먹어 보자. 절대 한 번에 극단적인 식단을 만들지 말도록 하자. 절대 한 달 이상 버티지 못한다. 아침, 점심은 먹던 대로 먹어라. 조금 더 줄여보고 싶다면 내 식욕이 어느 정도 달래질 만한 음식을 조금씩 줄여가며 먹는다. 그리고 기간이 어느 정도 지나서는 반으로 먹는 양을 줄여도 위의 크기가 줄어 있기 때문에 그렇게 고통스럽지는 않을 것이다. 저녁에는 탄수화물을 배제한 채소와 단백질 위주의 자연식을 해야 한다. 그것도 웬만하면 잠들기 5시간 전에… 하지만 여의치 않다면 잠들기 전에 먹어도 괜찮다. 물론 5시간 전에 먹는 것보다는 효과가 떨어지겠지만 평소 먹던 것과 비교하면 분명 효과는 있다. 이런 식으로 현실적으로 조금씩 양을 줄이고 저녁식사 한 끼만 '식사'가 아니라 '약'이라고 생각하고 먹자.

그럼 먹고 싶은 것은 아예 안 먹느냐고? 아니다 당연히 먹는다. 내 아내에게 그런 음식은 언제나 치킨이다. 먹고 싶을 때마다 먹는다면 한 이틀에 한번은 먹어야 할 것이다. 하지만 그 음식은 나에게 주는 상으로 먹는 것이다. 일주일동안 내가 너무나도 잘해왔고, 누가 봐도 인정받을 만큼의 과정이 있었다면 쉬는 날 아점으로 선물을 줘라. 단, 그날은 다른 식사는 없다. 허기는 과일이나 채소 단백질 등으로 채우면 된다. 지금 내가 하는 말들을 이해하기 힘들다고? 일단 저녁식단부터 바꾸기 시작해보자. 거울 속 나의 배에 복근의 모양이 보이기 시작할 때면 그 뜻을 알게 될 것이다.

"다이어트 식단, 복잡하게 짤 필요 없다"

내가 운동과 다이어트를 열심히 하고 그 결과가 조금씩 보이면서 가장 많이 받는 질문이 식단에 대한 것이다. 나 또한 처음에는 여기저기 검색해 보고, 좋다는 다이어트 식단을 참고해 가며 몇 날 며칠 짜 보내곤 했었다.

하지만 다이어트 식단에 대한 진실을 알아버린 지금, 이론적인 뻔한 내용들은 일단 접어두고 정말 내 친구들에게 해주는 그대로 조언하려 한다. 그렇다고 내가 하는 이야기가 100% 정답은 아니다. 그저 다이어트를 하면서 우리가 반드시 지켜야 할 것이 있다는 것만 기억하고 참고해서 본인에게 맞는 식단을 짜면 된다.

❶ 삼시 세끼 식사 거르지 않기.
❷ 흰쌀, 밀가루 먹지 않기.
❸ 국과 찌개는 멀리 하되 먹게 될 시에는 건더기만 먹기.
❹ 인스턴트, 패스트푸드 먹지 않기.
❺ 과자, 아이스크림, 초콜릿 등 군것질 대신 견과류, 과일, 채소로 대체하기.
❻ 술은 입에도 대지 않기.
❼ 단백질, 통곡물 탄수화물, 몸에 좋은 지방을 조화롭게 영양소를 골고루 섭취!
❽ 매일 물 2L 이상 마시기
❾ 과일과 채소 많이 먹기.
❿ 과식은 절대 금물!

예전에 SNS 이 내용을 올린 적이 있었다. 대부분의 댓글은 "어떻게 살아!?" 이었지만 솔직히 저렇게 나열해놔서 그렇지 생각보다 어렵지는 않다. 그냥 내 입에 너무 맛있거나 몸에 안 좋다고 생각되는 음식은 줄이고 5살 짜리 조카들도 먹을 수 있을 정도로 최소한의 간으로 요리하자'고 생각했다. 일단 사람들이 말하는 정석대로 탄수화물 섭취를 최소화한 단백질 중심으로 식단을 짜고, 섬유질이 많은 음식을 선택하고, 칼로리는 적게 포만감은 크게! 끼니는 절대 거르지 않고 소량이라도 세끼를 꼬박꼬박 챙겨 먹었다.

한 가지 더! 매일 먹는 것을 써나가자. 그리고 몸 상태도 늘 확인하여 같이 쓰다 보면(같은 공간에서 같은 모습의 셀카를 매주 찍기를 권한다) 식단의 어느 부분이 잘못되었는지 시간이 지나면 자연스레 판가름이 날 것이다. 내 몸이 가장 가볍고 예뻤을 때의 음식들이 바로 나의 베스트 식단이 될 것이다. 남의 것이 아닌 나의 것을 몸소 느끼고 알아가기를 권하고 싶다. 나의 경우, 외식을 줄이고 인스턴트, 배달 음식도 자제하게 되니 요리에 취미 없던 내가 요리에 관심을 갖게 되고 자연스럽게 건강한 식생활을 할 수 있게 된 것 같다.

꾸 언니의 clean-eating 다이어트 하루 식단

아침 식사	• 기상과 동시에 물 500ml • 오트밀 1컵에 블루베리1/4컵, 요거트 100g, 스크램블 에그, 사과 1개 또는 현미 잡곡밥(귀리, 보리, 렌틸콩, 현미, 검은콩 등), 맑은 국, 나물 한두 가지, 멸치, 구운 김, 생선구이, 사과 1개
점심 식사	• 바나나 오트밀죽 + 플레인 요거트 + 견과류, 주먹밥이나 같은 간단하면서도 채소, 고기 등 골고루 먹을 수 있는 볶음밥 도시락 (밖에서 사먹는 식사의 경우는 맵고 달고 짠 것은 웬만하면 피하고 1인분을 다 먹지 않는다)
저녁 식사	• 닭가슴살 샐러드 혹은 소고기 샐러드 + 구운 마늘(드레싱 없이)

끼니 사이사이 배가 고플 때는 바나나 작은 사이즈 1개, 고구마 반 개, 삶은 달걀을 먹어주었고 좋아했던 과자, 아이스크림은 접어두고 견과류, 당근 스틱으로 간식을 대체했다.

저녁 한 끼는 꼭 샐러드로 대체했고 한 달에 한두 번씩 치킨을 먹었다. 하지만 치킨을 먹을 때에는 토요일 밤이 아닌 일요일 오전에 시켜서 하루 종일 그것만 먹고 다른 음식은 먹지 않았다.

무조건 이 방법이 맞다가 아니고 내 생활 패턴에 맞춘 방법으로 6개월 이상을 꾸준하게 식단 관리하는 것이 중요하다. 솔직히 몰래 군것질하다 걸린 적도 많이 있었다. 밥은 안 먹어도 군것질은 달고 살던 버릇을 버리기가 어디 쉬운가! 늘 군것질에 배고팠고 지금은 익숙해졌다 뿐이지만 먹고 싶은 건 마찬가지다. 그저 거울에 복근 선명한 배 한번 들춰보고 참고 잠드는 것이다. 여전히 힘들지만 성취감과 자신감이 앞으로도 참을 수 있는 힘이 되어 줄 것이다.

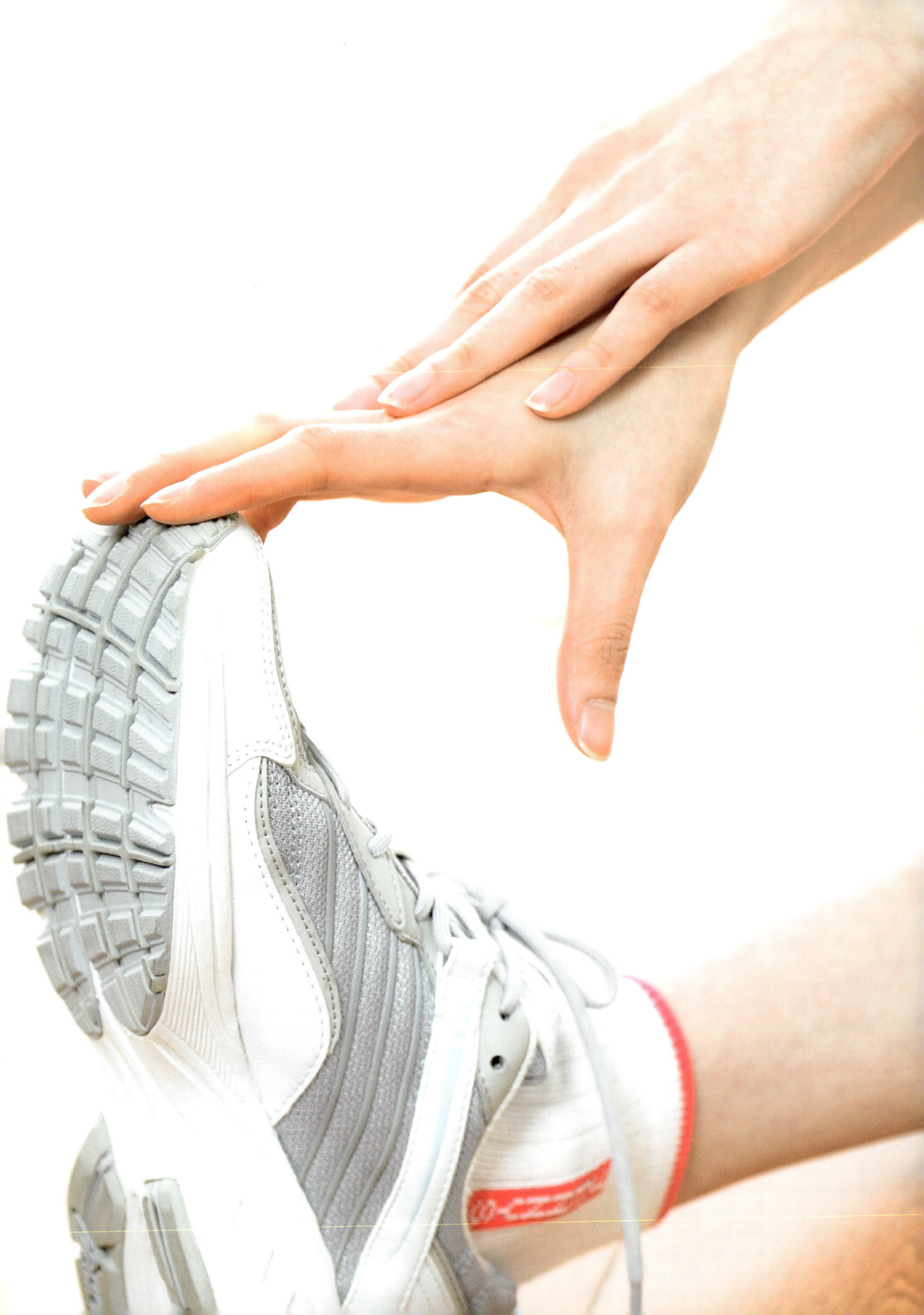

PART 2

데스런 우먼스 프로그램

데스런 우먼스
프로그램에 앞서

● ● ●

본격적으로 운동으로 넘어가기 이전에 여성들이 운동을 어떻게 해야 하는지 기본을 잠시 설명하고 싶다.

먼저 앞에도 잠시 얘기했듯이 유산소 운동 먼저, 근력 운동 먼저 이런 생각은 하지 않았으면 좋겠다. 음식 조절이 먼저이다. 운동은 그저 매일매일 내가 할 수 있는 최선을 다하면 된다. 굳이 우열을 가리라면 유산소 운동보다는 근력 운동에 중점을 두고 해보자.

하루는 상체운동(2분할). 하루는 가슴, 등, 어깨, 하체, 복근 팔등(5분할) 이런 운동 방법은 전문 보디빌더들이나 그 수준으로 몸을 키우는 사람들에게 해당되는 말이다. 여러분의 운동 목적이 단순히 건강해 보이고 섹시해 보이도록 하는 것이라면 단백질을 억지로 많이 먹을 필요도 없으며 무거운 무게로 운동을 죽도록 할 필요도 없다. 그저 매일매일 전신운동과 함께 음식 조절만 하면 된다. 이 책에서 소개하는 기초 체력을 만들어주는 STEP 1 'DeSLun Basic' 프로그램으로 3개월(평균)을 운동 해주어 기본 근력을 만들어주고, 그 이후에는 STEP 2 '갖고 싶은 몸을 위한 부위별 프로그램'에서 소개되는 부위별 운동을 본인의 레벨에 맞게 부위별로 하나씩 선택해서 총 6가지 운동을 최대로 가능한 횟수(예를 들면 와이드 푸시업은 40개, 백 익스텐션 30회, 미니 에어 스쿼트 50개, 싯업 20개, 원레그 데드리프트 20개, 아놀드프레스 30개, 버피 30개 등)로 구성해서 열심히 운동한 뒤, 마무리 스트레칭을 한다. 버겁다면 할 수 있는 만큼 하고 조금씩 늘리면 된다. 그렇다면 여기에서 소개하는 운동만 평생해도 되냐고? 물론이다. 원하는 몸이 우락부락한 여성 보디빌더가 아니라면 이 운동들만 평생하며 음식 조절만 해도 꾸 언니처럼 유지할 수 있다. 이 책에서 제공하는 방법과 설명은 거기까지이다. 혹시나 더 강한 자극을 원할 때에는 자연스레 어떻게 해야 더 자극이 될

지를 당신이 더 잘 알 정도의 수준에 올라 있을 것이다.

  2장 데스런 우먼스 프로그램에서는 꾸 언니가 해왔고, 앞으로도 해나갈 운동들을 소개할 것이며 단언컨대 여러분도 가능하다. 나에게 핫팬츠를 입을 수 있는 젊은 날의 여름이 몇 번이나 남아 있을까? 1년만 투자하면 남아 있는 당신의 여름을 섹시하게 보낼 수 있을 것이다.

웜업과 스트레칭의 중요성

  운동 전에 먼저 웜업이 되어있어야 한다. 웜업이란? 체온을 올려주어 온몸의 근육을 어느 정도 긴장이 풀린 상태로 만들어주는 것이다. 가벼운 팔 벌려 뛰기 정도를 추천한다. 말 그대로 웜업이지 본 운동에 지장이 있을 만큼 힘을 빼서는 안 된다. 여름에는 땀이 나기 시작할 정도까지, 겨울철에는 땀까지는 아니어도 몸이 후끈하게 달아오를 정도로 마무리 하면 된다. 그 후에 운동 전 스트레칭을 하고 운동을 시작한다.

  스트레칭은 크게 운동 전과 후로 나뉜다. 운동 전의 스트레칭은 온몸의 근육을 늘려주어 경직되어 있는 상태에서 갑자기 움직였을 때 올 수 있는 부상 방지가 목적이며, 운동 후의 스트레칭은 마무리 운동이라고 보면 된다. 예를 들어 이완 동작에서 끝나는 운동이 있을 것이고, 수축 상태에서 끝나는 운동이 있을 것인데, 온몸을 다시 늘려주어 제자리로 정리를 해준다고 생각하면 쉽겠다. 마무리 스트레칭을 잘 해주면 빠른 회복에도 도움이 된다. 스트레칭은 아프지 않을 정도까지만 최대한 늘려주는 것이 좋다.

  '나는 유연성이 안 좋아'라고 생각하는 이들이 많을 것이다. 물론 타고나는 유연성도 있지만 통계적으로 20~30% 정도는 노력으로 개선이 될 수 있다고 한다. 유연성을 단순이 앞뒤로 젖혀지는 정도라고 생각하지 말고 내 근육이 감당할 수 있는 움직이는 범위라고 생각해 보자. 운동을 열심히 해서 근육이 내 관절의 꺾임을 감당할 수 있는 힘과 범위가 늘어나면 유연성도 어느 정도 좋아질 것이다.

결론은 유연성을 늘리려고 스트레칭만 하는 것보다는 운동과 함께 하는 것이 더 효율적이라는 것이다.

1 손목

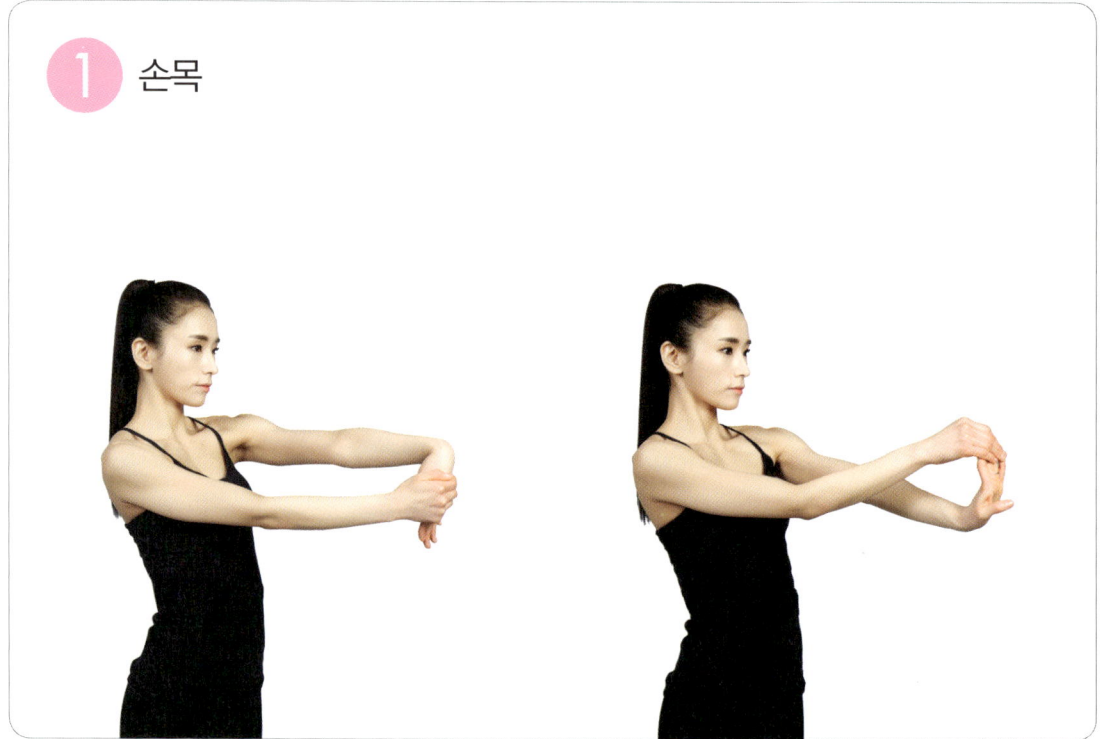

2 어깨 1

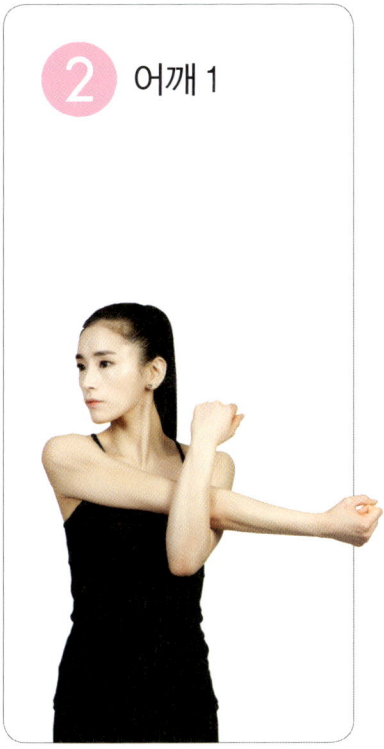

3 어깨 2

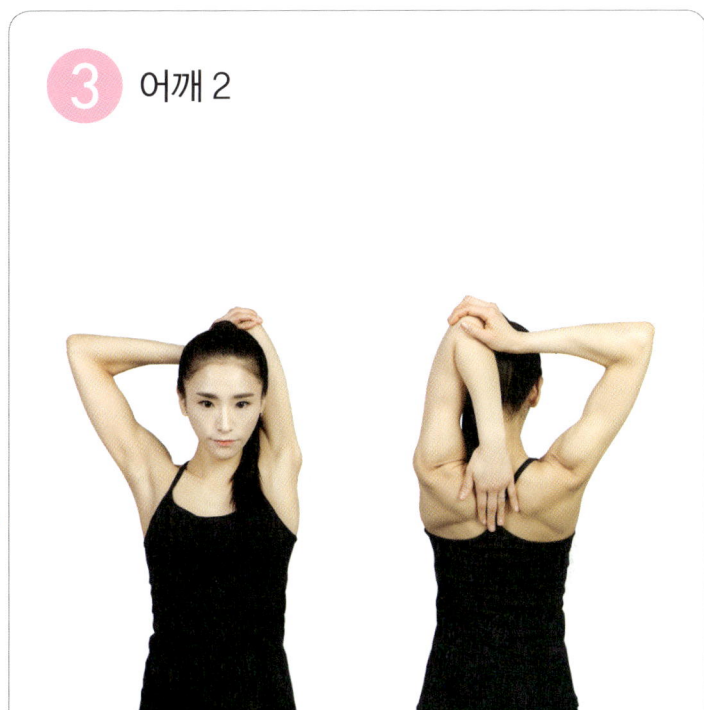

4 목

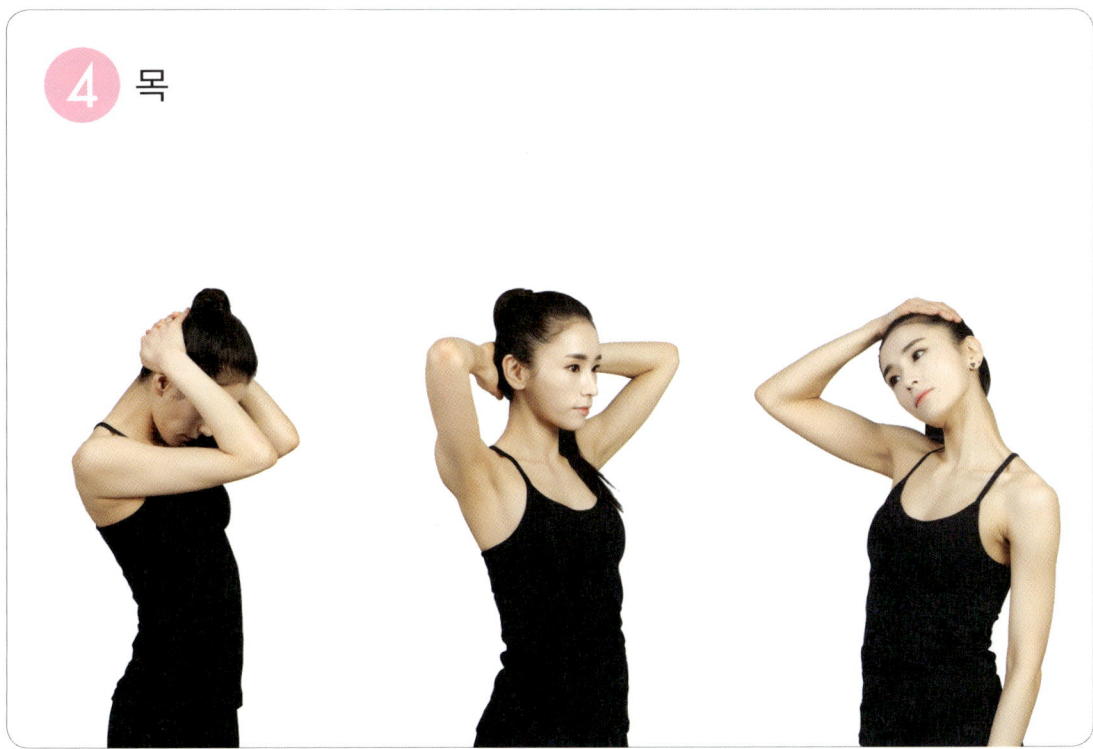

5 등(중점)허리

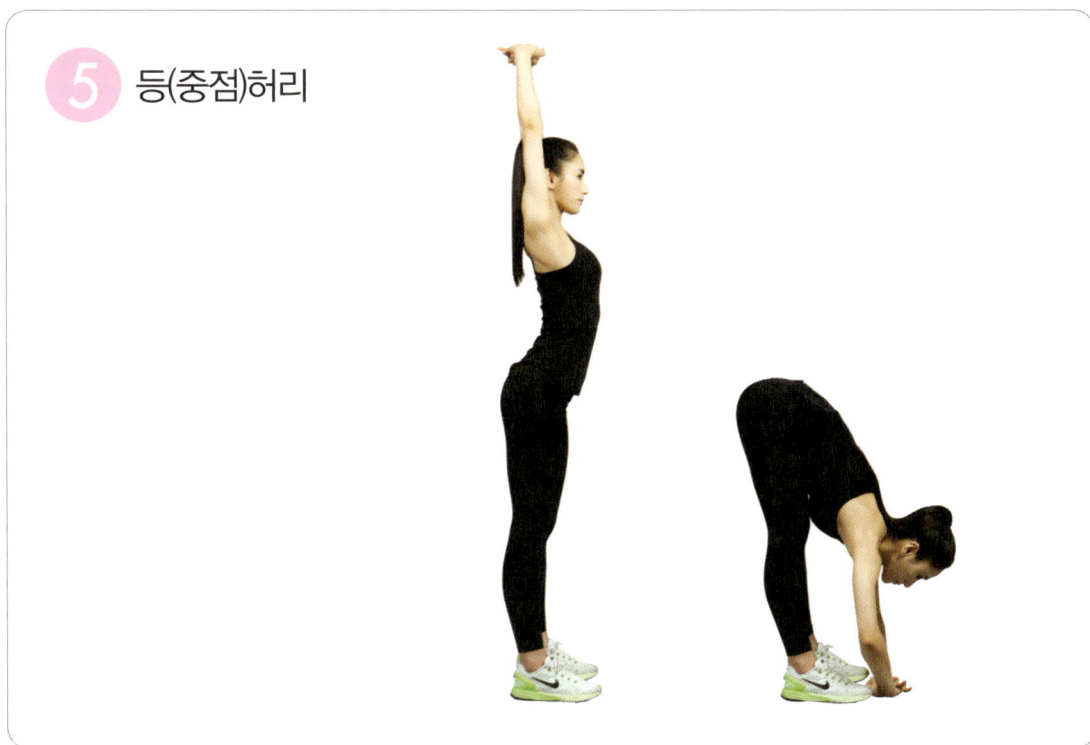

6 옆구리

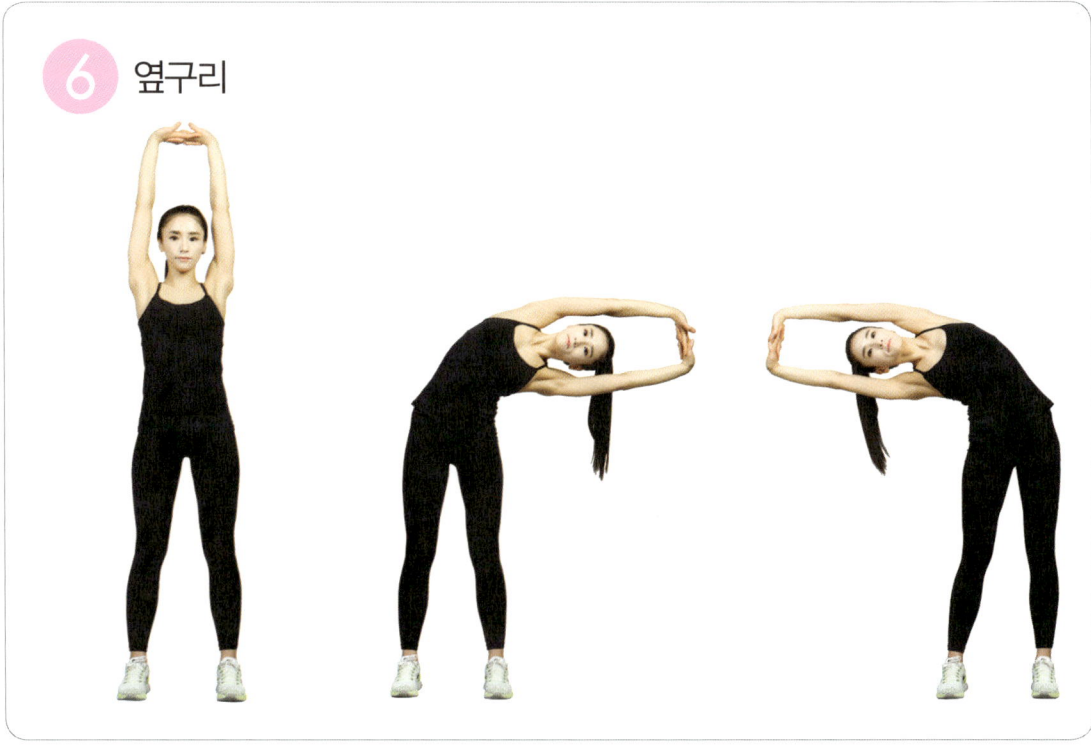

7 가슴과 어깨

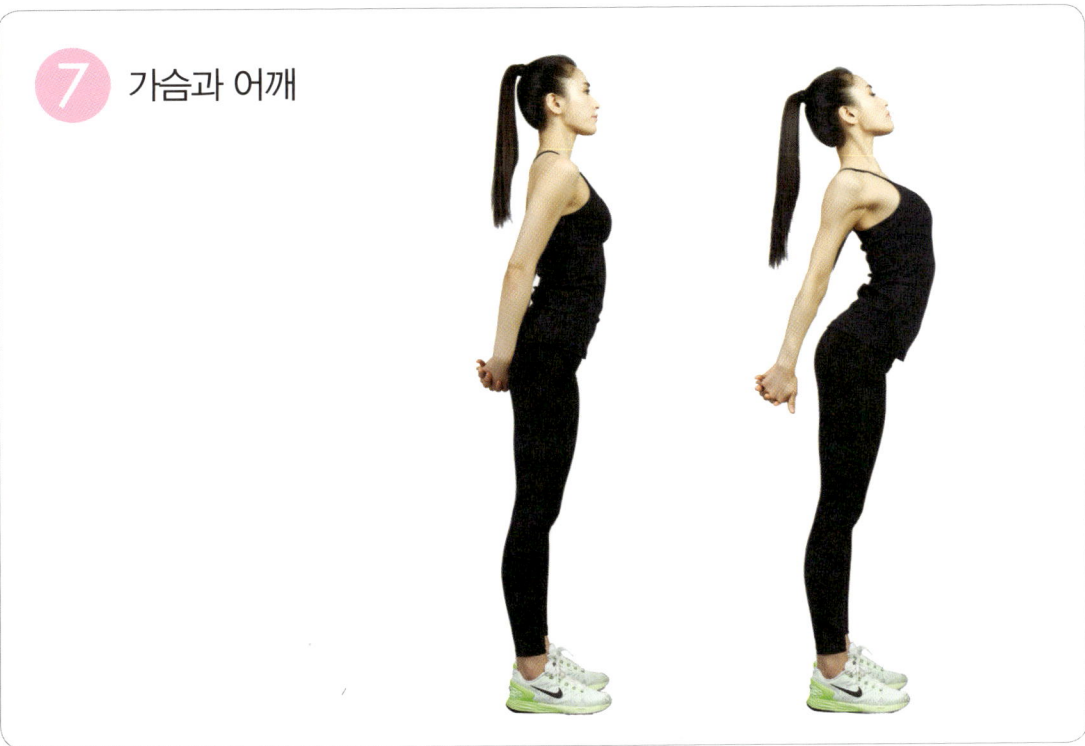

8 등

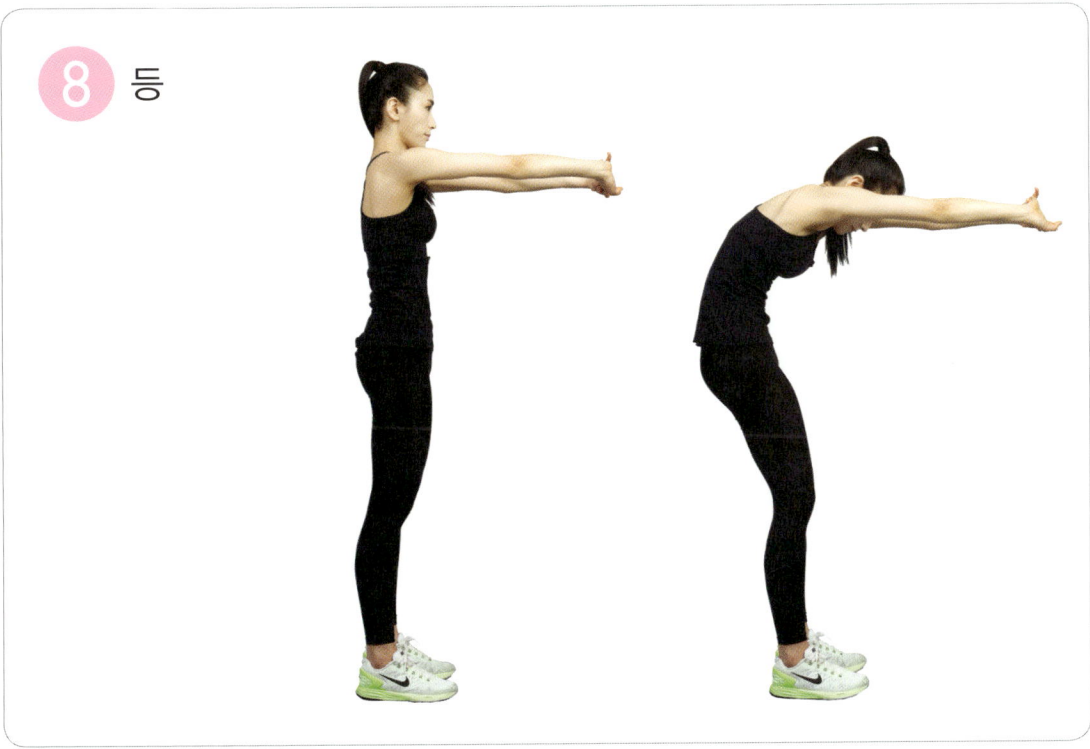

9 다리 앞쪽

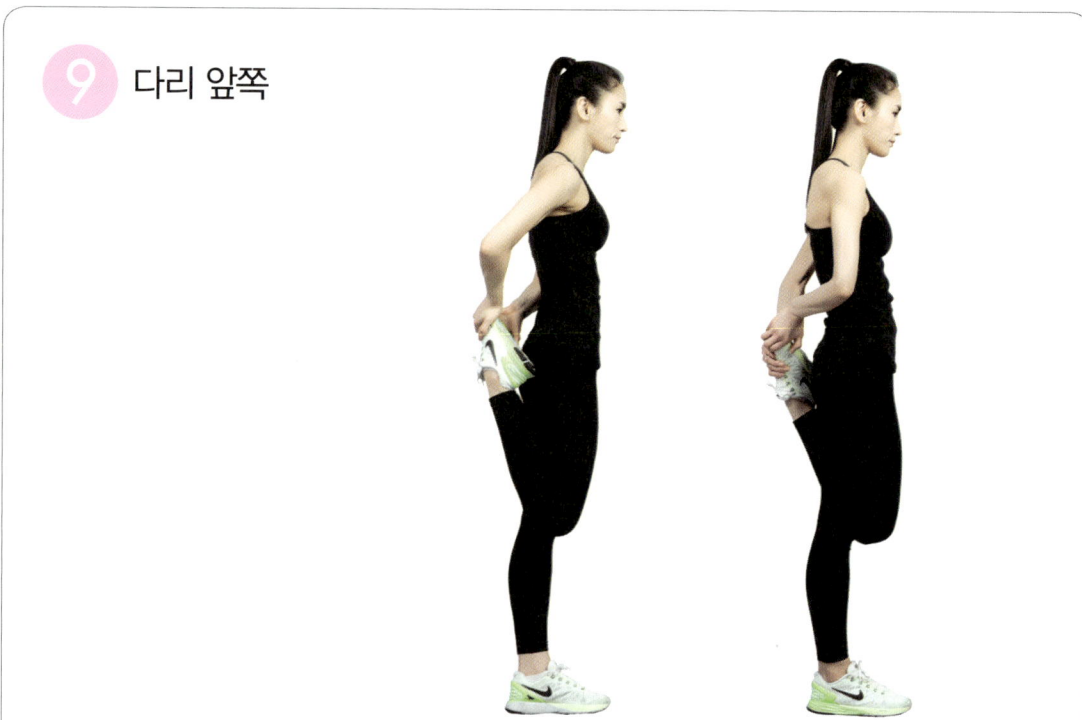

10 골반 옆구리

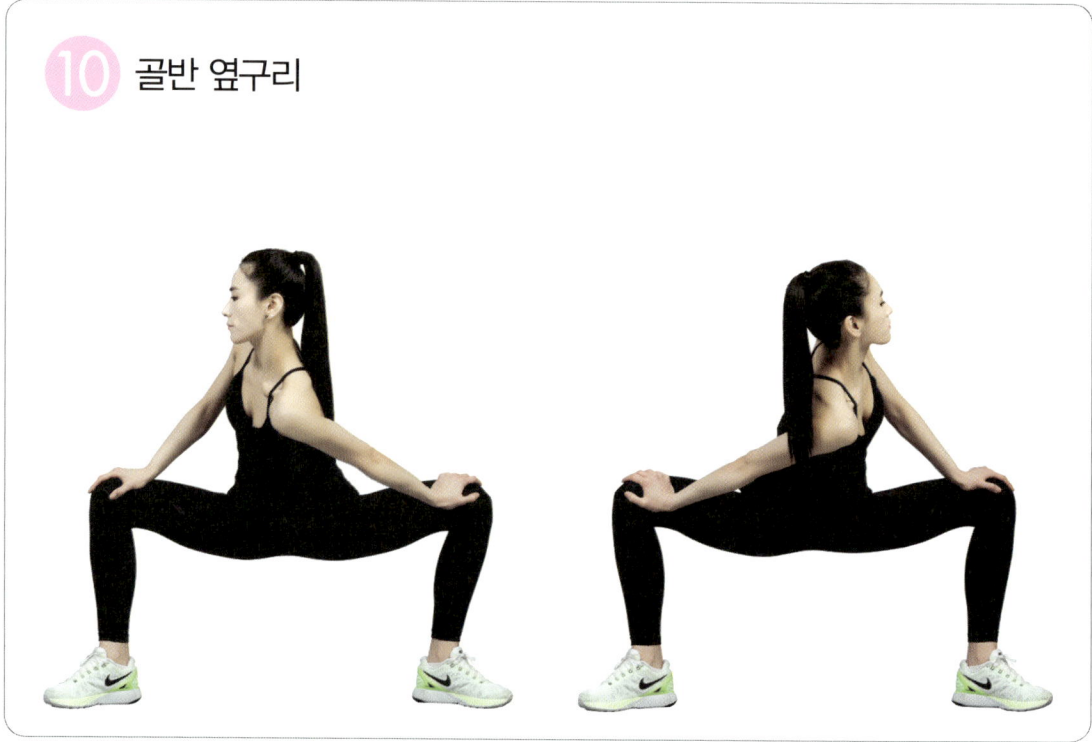

11 다리 뒤쪽

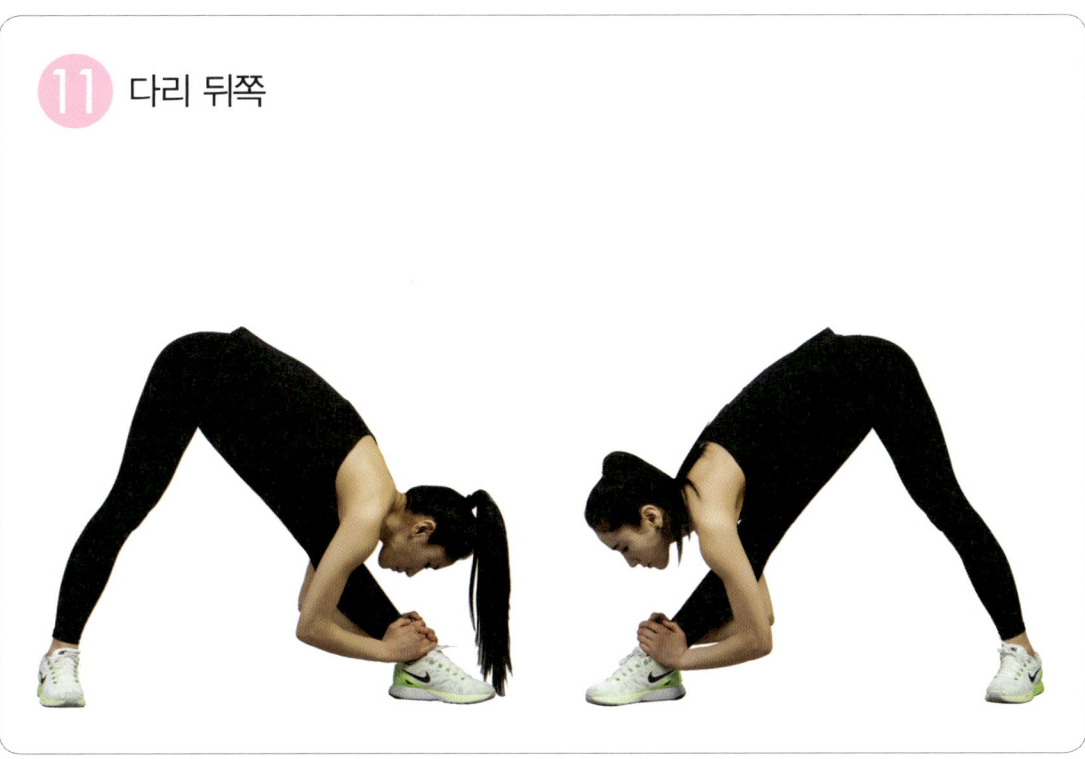

12 다리 옆쪽

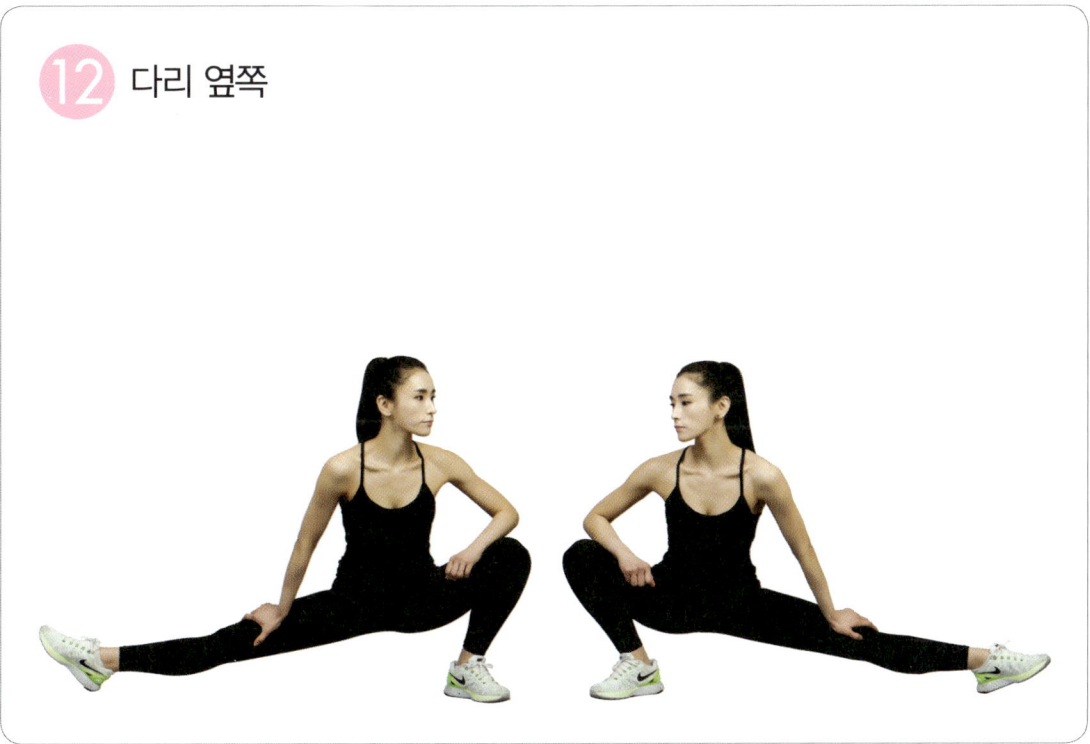

⑬ 다리

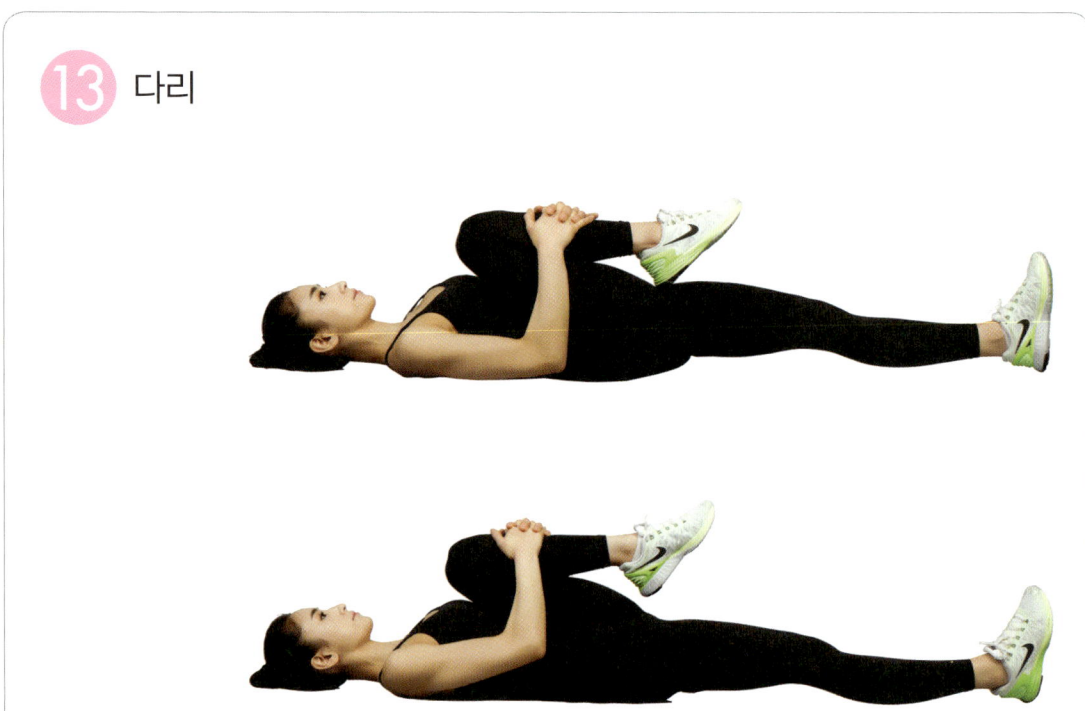

⑭ 다리 바깥쪽

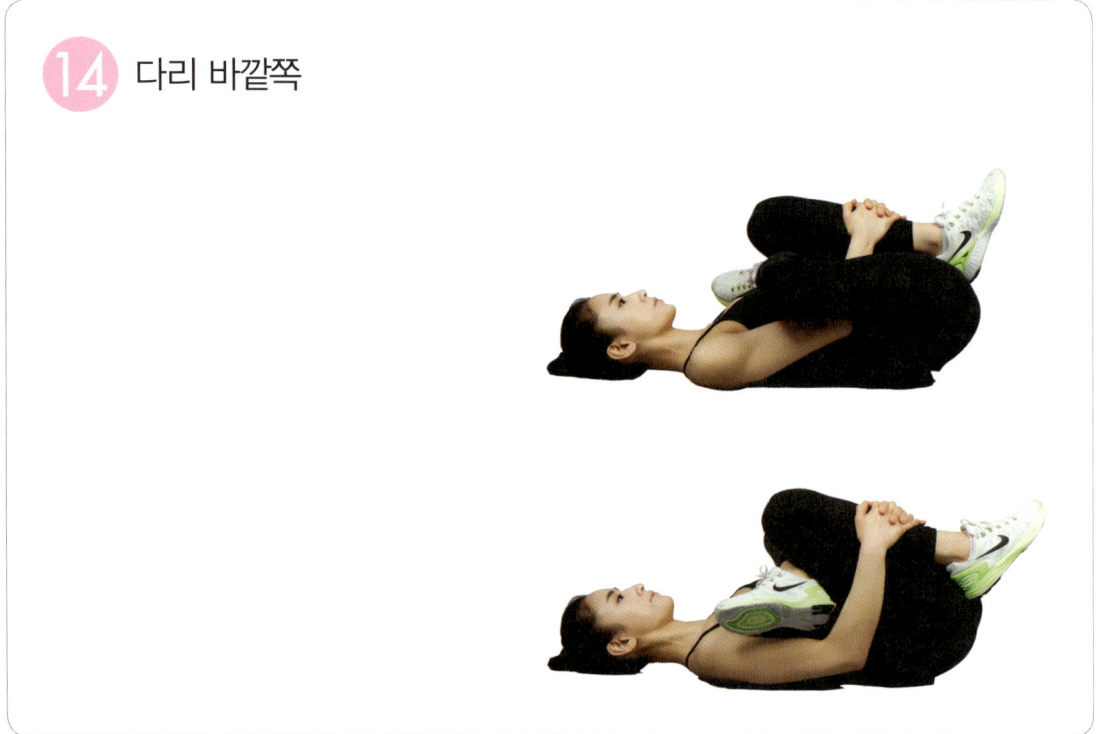

15 코어 전체

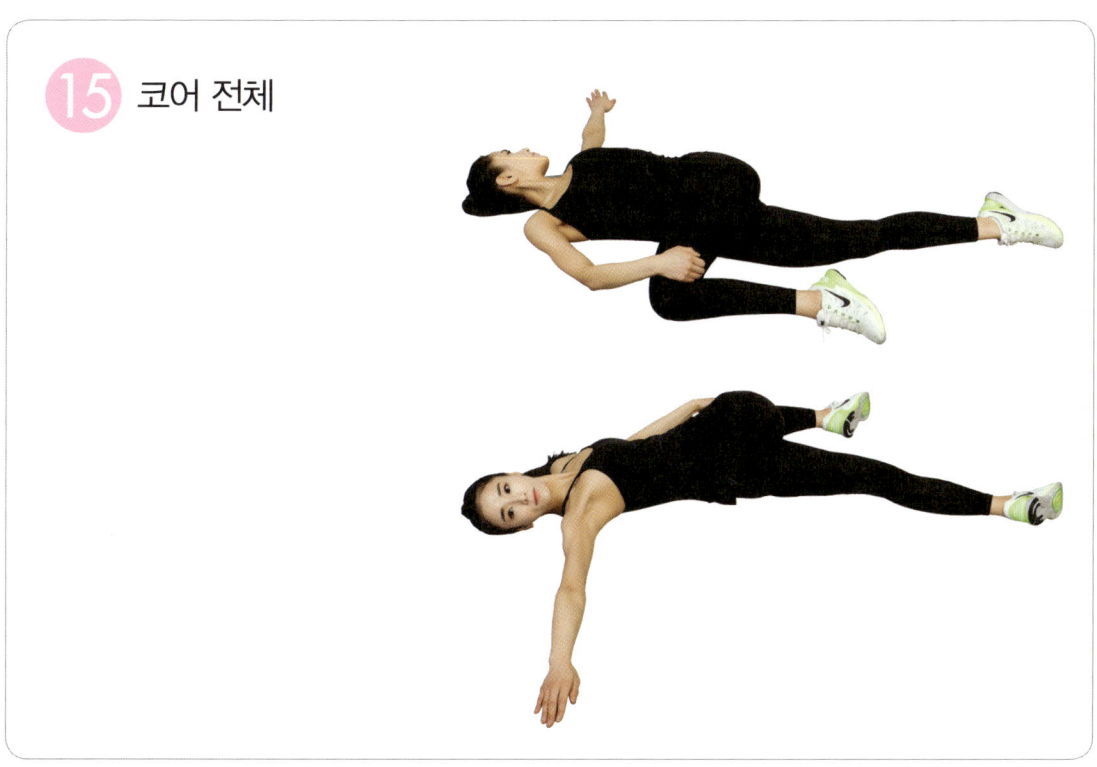

16 복부

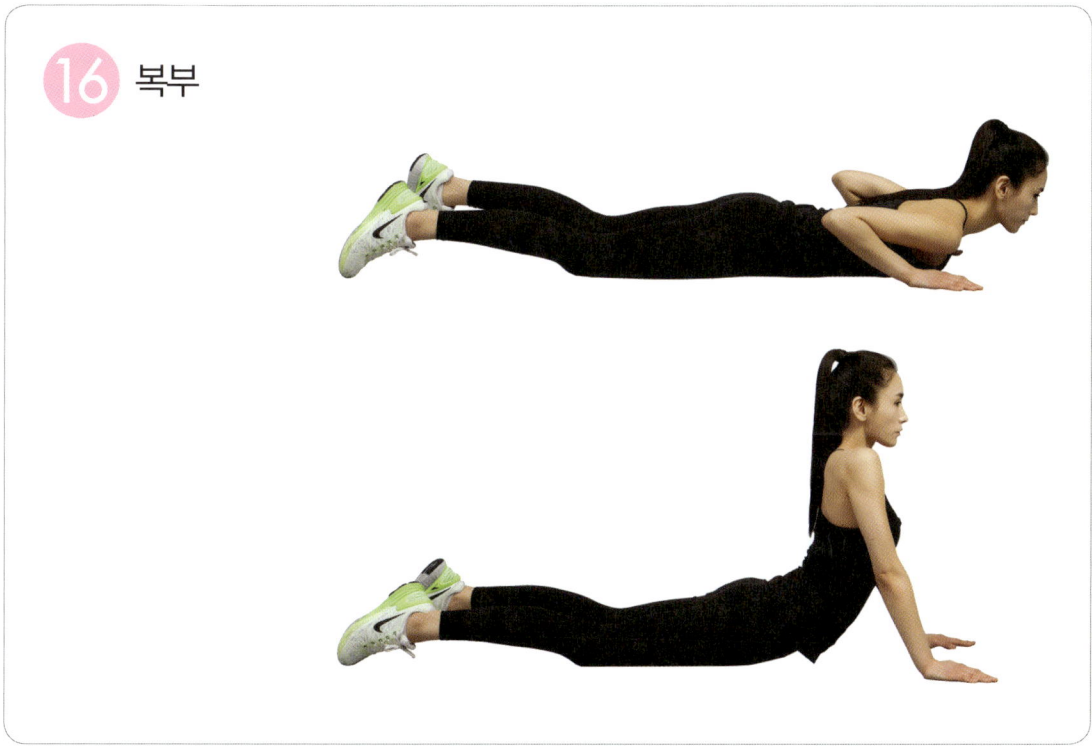

운동 시에 호흡하는 법

운동할 때의 호흡은 두 가지의 역할을 한다. 몸이 빨리 회복하도록 산소를 공급하는 역할과 호흡을 뱉을 때의 압력을 이용해서 힘을 주는 순간 조금 더 강한 힘을 내줄 수 있도록 하는 역할이다.

기본적으로 호흡을 뱉는 타이밍은 힘이 들어가는 동작을 할 때이다. 중력에서 몸이 멀어질 때 뱉는다고 생각하면 쉽다. 밀어 올리는 동작은 밀어 올릴 때 뱉고, 당기는 동작은 당길 때 뱉으면 된다. 정석대로라면 그러하지만 혹시나 운동을 하다 '나는 반대가 더 편한데?' 라고 생각이 된다면 그렇게 해도 좋다.

또한 두 가지 이상의 동작이 합쳐진 운동이나 유산소성 운동을 할 때에는 너무 힘이 들어 당연히 호흡은 꼬일 수밖에 없으니 너무 신경 쓰지 않고 해도 좋다.

호흡에 따라 운동 효과의 차이가 난다는 얘기를 들었는데 나 같은 경우 호흡에 너무 신경 쓰다 보니 오히려 집중력이 떨어지고 동작이 잘 안됐다.
일단 동작이 몸에 익고 적응이 돼야 호흡도 자연스럽게 되더라. 특히 유산소 운동 시 숨이 찰 땐 더 깊고 차분하게 호흡해야 진정도 빨리 되더라는 것!

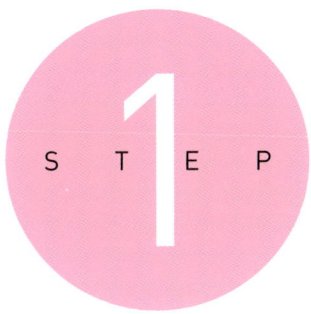

STEP 1 DeSLun Basic

　이 책의 모든 운동을 하는데 있어서 기본이 되는 동작들이며, 다리, 엉덩이, 허리, 어깨, 등, 가슴, 팔, 복부라는 우리 몸의 모든 부위를 다듬고 키울 수 있는 충분한 부위별 프로그램으로 구성되어 있다. 온몸의 힘을 적당히 균형있게 맞춰주고, 그러는 사이 계속되고 있는 음식 조절로 이 운동을 시작하고 3개월 안에 여러분은 '이제 그만해도 되겠는데?' 싶을 정도로 꽤나 변화된 자신을 발견할 것이다. 물론 음식 조절이 없다면 오히려 두꺼워진 당신을 보게 될 것이다. 그러니 음식 조절은 필수이다. 이 단계의 운동은 8가지의 부위별 운동들로 구성되는데, 먼저 정확한 자세를 연습하며 한 달을 보낸다. 그리고 자세가 나오기 시작할 때부터는 횟수에도 욕심을 내보자. 둘째 달에는 운동 별로 20개씩, 다음 운동으로 넘어 갈 때 20초의 쉬는 시간을 가지고 8가지 운동을 끝내는 것을 목표로 해보자. 런지가 양쪽으로 하는 운동이기에 40회가 되어 총 180회가 된다. 시간은 약 15분 정도가 걸릴 것이다. 쉬는 시간은 길어질수록 몸의 피로가 회복되면서 운동 효과는 줄어들 것이다. 물론 처음에 20초를 쉬고, 다음 운동으로 넘어가는 것은 무척 힘들다. 단지 그것을 목표로 삼아라. 셋째 달부터는 40회씩 한 세트로 20초 쉬는 시간을 가지고, 총 360회를 한 번에 끝내는 것을 목표로 운동한다. 첫째 달, 둘째 달, 셋째 달을 나눠 놓은 것은 평균치일 뿐이다. 본인이 평균보다 체력이나 평소 운동량이 부족했다면 6개월이 걸릴 수도 1년이 걸릴 수도 있다. 하지만 계속 하면 언젠가는 될 것이다. 남들이 3개월 걸릴 거 나는 왜 1년이 걸릴까 하며 좌절하지 말자. 다른 사람과 자신을 비교하는 순간 모든 것은 무너진다. 늘 최선을 다해라. 단! '나는 된다'는 믿음을 가지고 해야 한다. DeSLun Basic은 많은 사람들을 통해 검증된 최고의 운동 프로그램이다. STEP 2에 나오는 운동들이 버겁다면 이것만 평생해도 당신은 훌륭한 몸매를 유지할 수 있다.

01 스쿼트

1 어깨 너비로 서서 발끝을 15도 정도 벌린다.

2 허리를 펴고 엉덩이를 뒤로 빼며 앉는다.

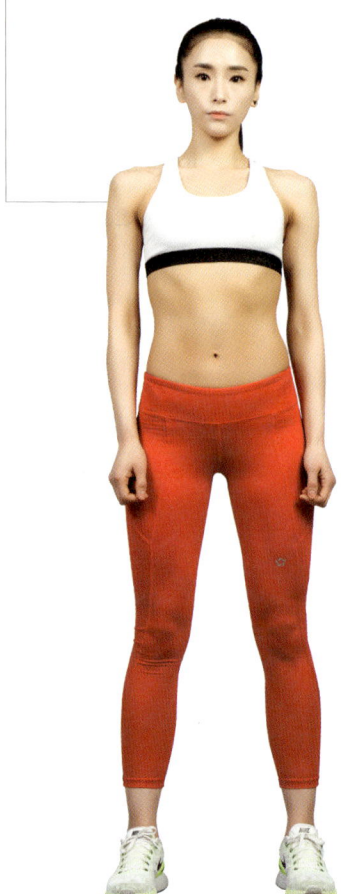
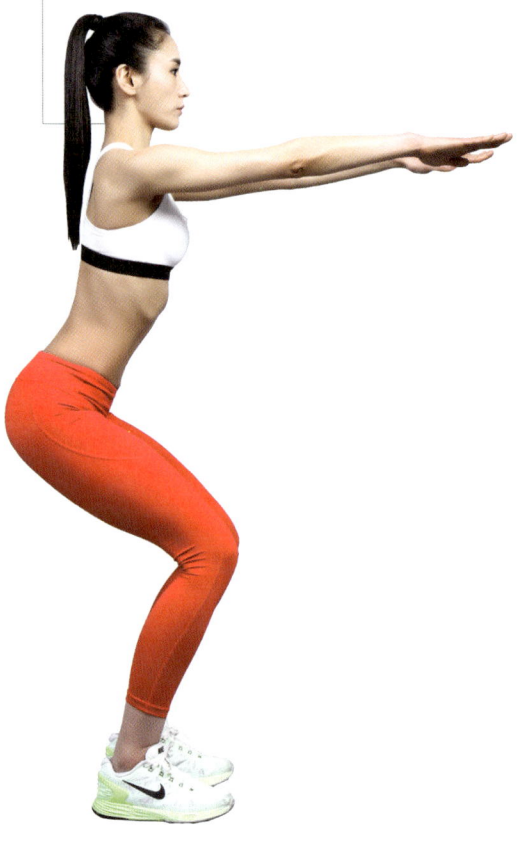

③ 완전히 앉았을 때 무릎이 발끝보다 앞으로 나가지 않도록 한다.

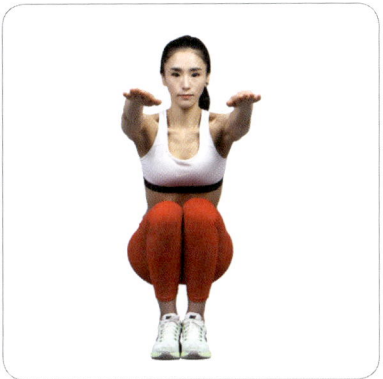

다리 모으는 경우

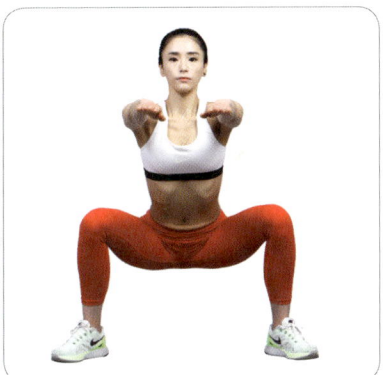

다리 벌리는 경우

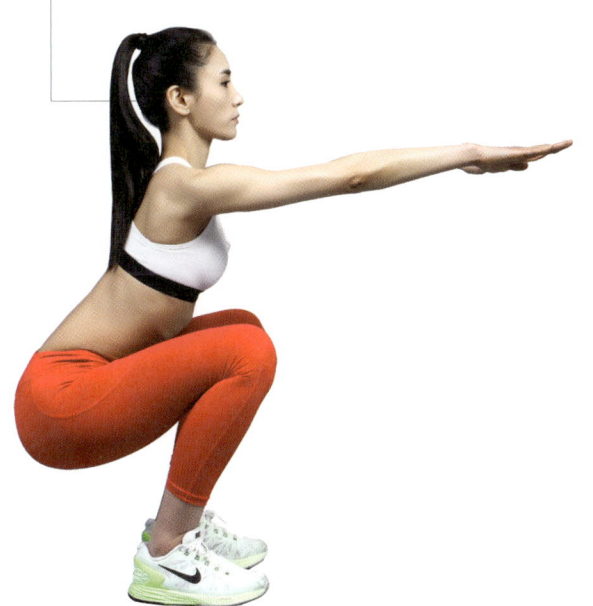

02 런지

1 양발 간격을 10cm 정도로 벌려 선다.

2 구부려 앉았을 때 양쪽 무릎의 각도가 모두 90도가 되도록 한쪽 발을 일직선으로 뒤로 뺀다.

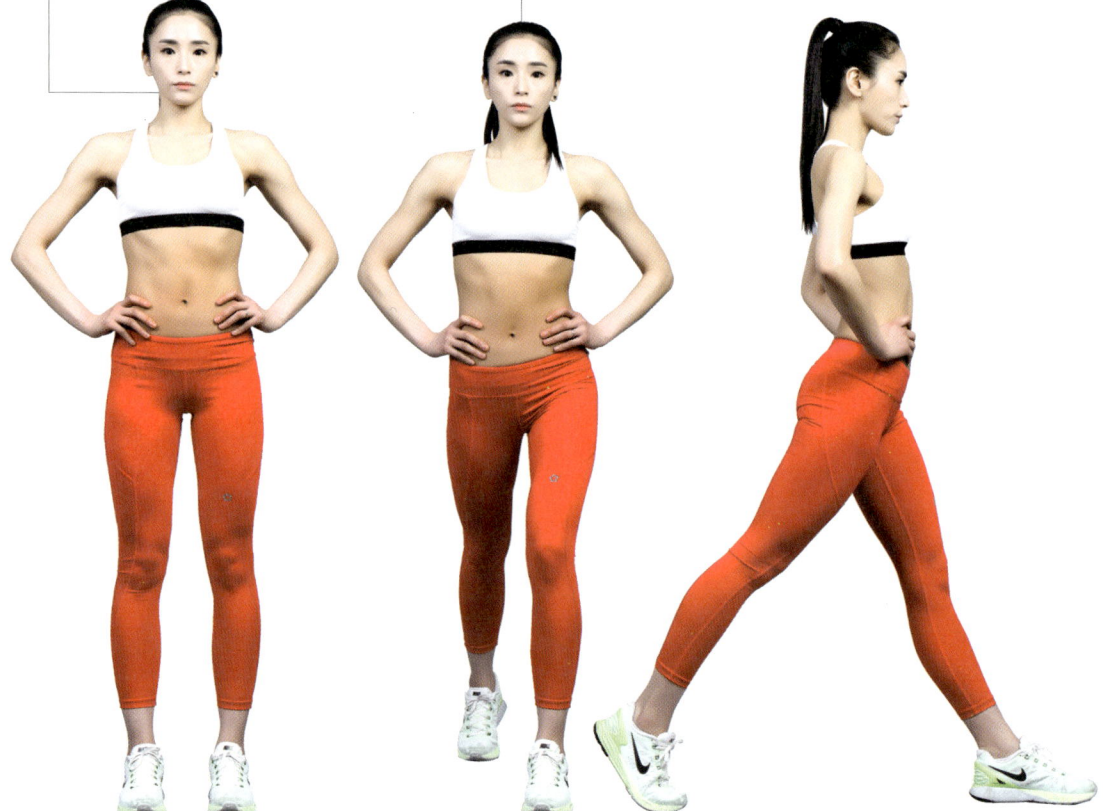

경험의 노하우
앞발쪽에 힘이 70%가 집중되어야 하며, 뒷발은 그저 도와준다는 생각으로 힘을 최소화한다. 중심이 흔들리면 양발이 수평선의 연장선을 벗어나 일직선에 있기 때문일 것이다. 앞발에 중심을 둔다고 상체가 앞으로 쏠리면 안된다. 허리만 곧게 펴고 상체를 1자로 세운다고 생각하자. 뒷발에 힘이 들어가면 양발의 간격을 조정하면서 앞발에 힘이 가장 잘 들어가는 지점을 찾아보자.

3 숨을 마시며 앞쪽 허벅지 안쪽과 엉덩이 부분에 최대한 힘이 실리도록 집중해서 내려간다.

4 숨을 내쉬며 엉덩이와 골반의 힘으로 올라온다.

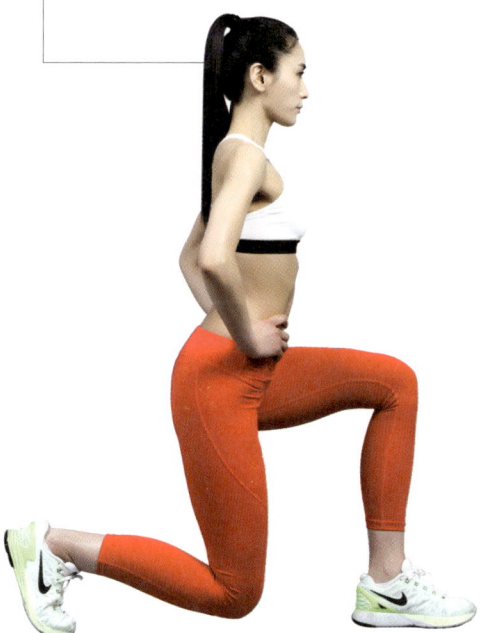
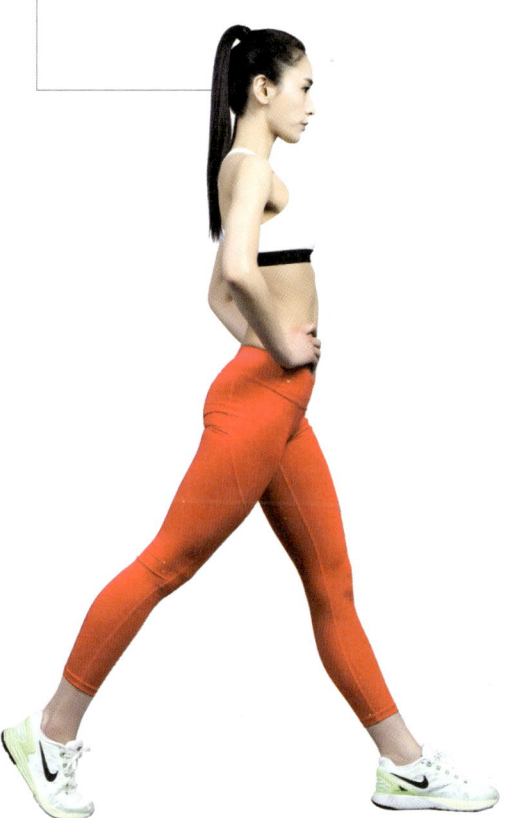

03 데드리프트

1. 어깨 너비로 덤벨을 잡고 손등이 앞을 향하게 하고 선다.
2. 허리를 곧게 펴고 엉덩이를 뒤로 빼며 상체를 숙인다.
3. 숨을 내쉬며 허리와 엉덩이로 당겨 올린다는 생각으로 일어선다.

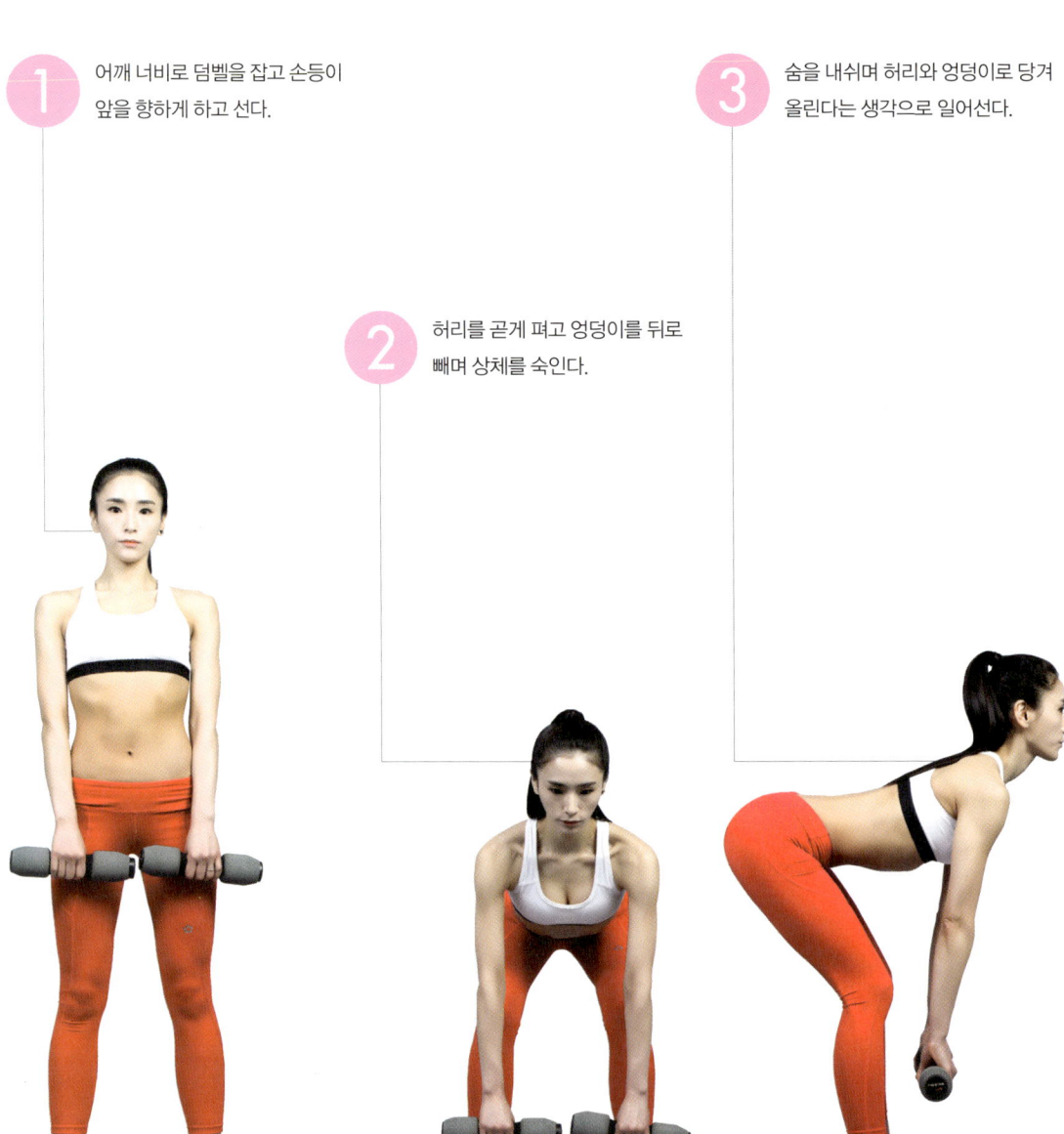

경험의 노하우
옆모습을 바라보며 운동해 보자. 내려갈 때 허리가 1자로 펴져 있지 않다면 잘못하고 있는 것이다. 하지만 바로 고칠 수는 없다. 허리에 힘이 없기 때문에 앞으로 말리는 것이다. 이럴 때는 허리가 1자로 버텨주는 지점까지만 내려가며 이후 허리에 힘이 붙으면 조금씩 밑으로 더 내려가면 된다.

숨을 내쉬며 엉덩이와 골반의 힘으로 올라온다.

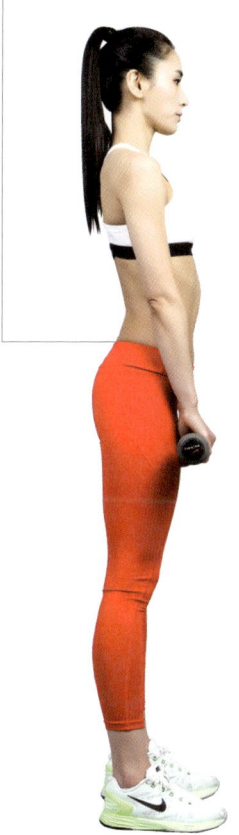

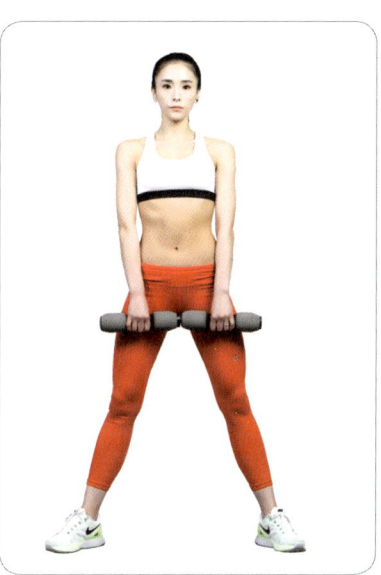
다리를 넓게 벌리는 경우

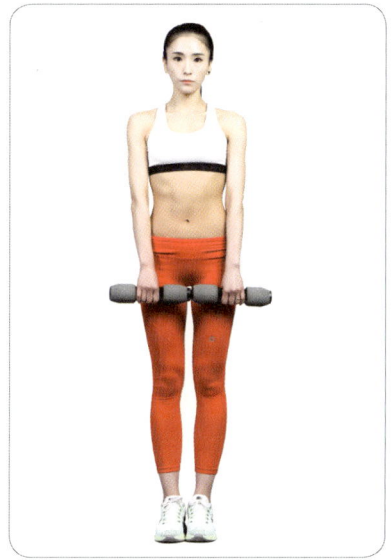
다리를 좁게 모으는 경우

04 숄더프레스

1. 덤벨을 턱 높이에 놓고 팔꿈치를 앞으로 내민다.

2. 팔꿈치가 벌어지지 않도록 주의하면서 밀어올린다.

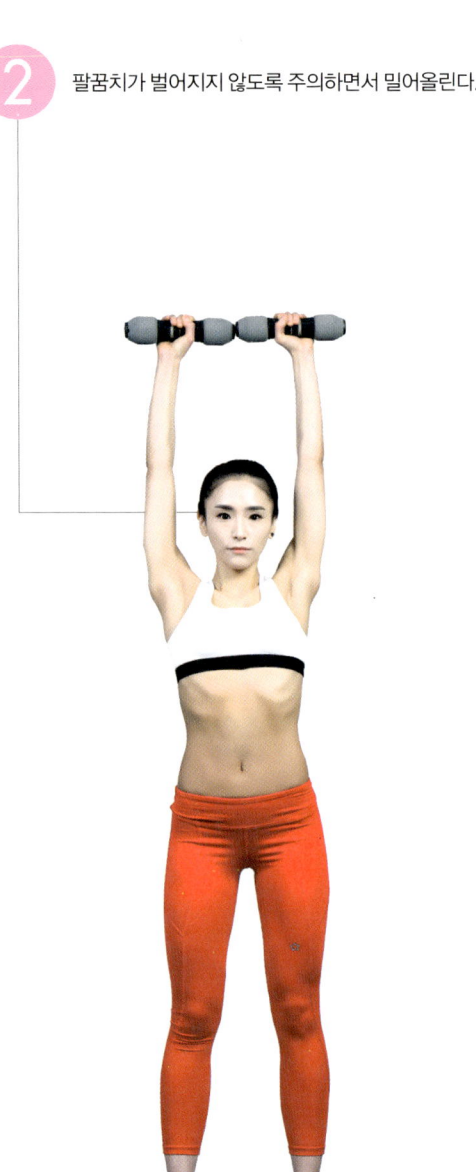

경험의 노하우

밴드나 덤벨 250ml 생수병 그 어떤 것으로 해도 상관없다. 팔꿈치부터 손목의 각도가 내렸을 때와 올렸을 때 모두 바닥과 수직 상태여야 하며, 밀어올릴 때 위로 민다고 생각하지만 대부분 앞으로 밀어올리고 있다. 주의하자. 내릴 때는 팔꿈치를 앞으로 최대한 내민다고 생각하고, 밀어올릴 때는 살짝 뒤로 밀어올린다고 생각하면 된다.

3 팔꿈치를 앞으로 내밀며 덤벨을 턱선까지 내린다.

4 팔꿈치가 벌어지지 않도록 주의하며 반복한다.

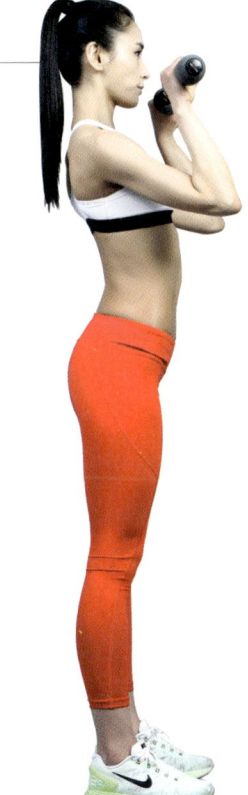
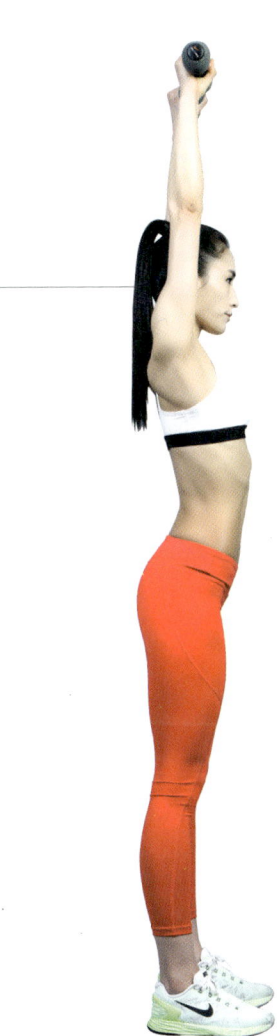

05 벤트 오버 로우

1 양발을 어깨 너비로 벌리고 덤벨을 잡고 선다.

2 허리가 1자가 되도록 유지한 채 상체를 앞으로 숙인다.

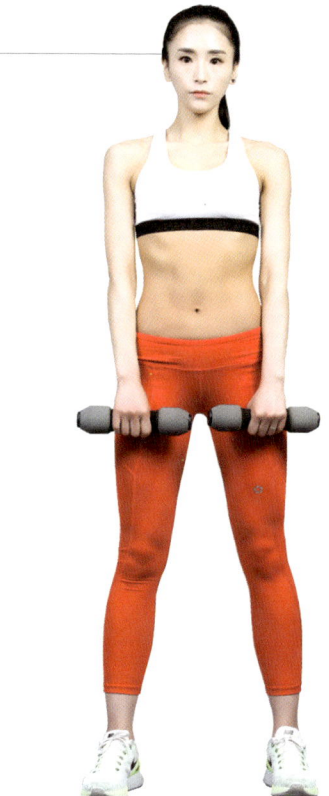
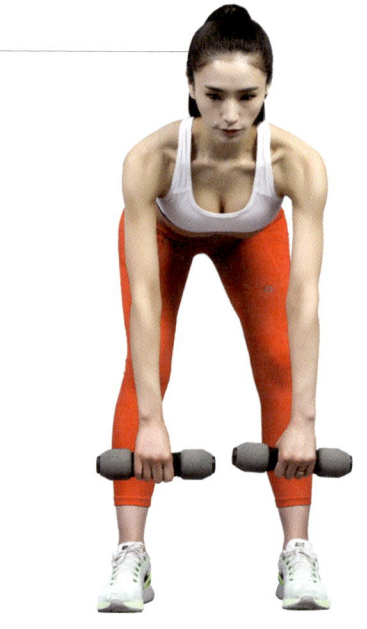

경험의 노하우
목만 으쓱으쓱 하듯이 운동한다면 승모근만 두꺼워질 수가 있으니 등에 집중하는 법을 알아야 한다. 명치를 앞으로 내밀며 등 뒤의 날개뼈를 뒤쪽으로 최대한 모으는 연습을 먼저 하자. 날개뼈가 모이지 않으면 팔과 목에만 힘이 들어가게 된다. 허리 힘이 약하다면 벤트 오버 로우가 부담스러울 수 있다. 시간을 두고 연습하고 근력과 지구력을 키워서 상체가 2번 자세를 버틸 수 있도록 만들자.

③ 팔이 아닌 등의 힘으로 당긴다는 생각으로 팔꿈치가 옆구리를 스치도록 당겨준다.

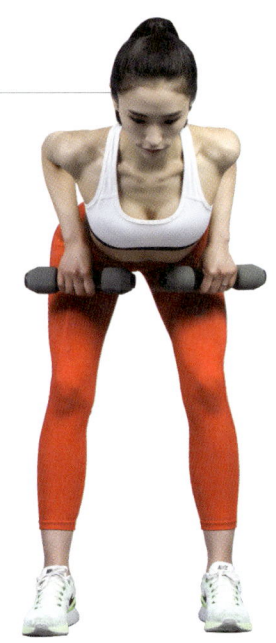

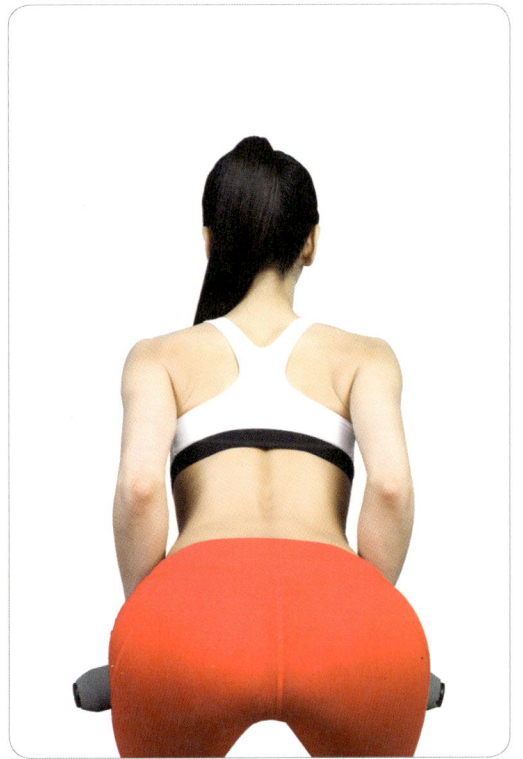

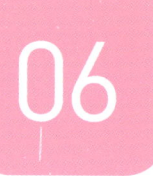 # 푸시업

① 바닥에 엎드린 다음, 엄지 손가락을 가슴 바로 아래에 위치시킨다. 이때 손끝의 방향은 측면 45도를 향하게 한다.

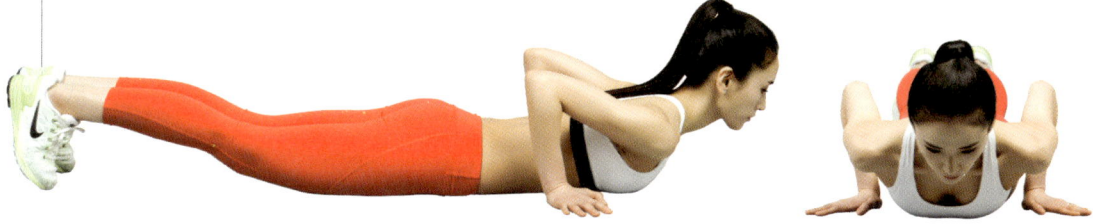

② 스트레칭 하듯이 허리를 말며 팔을 펴올린다.

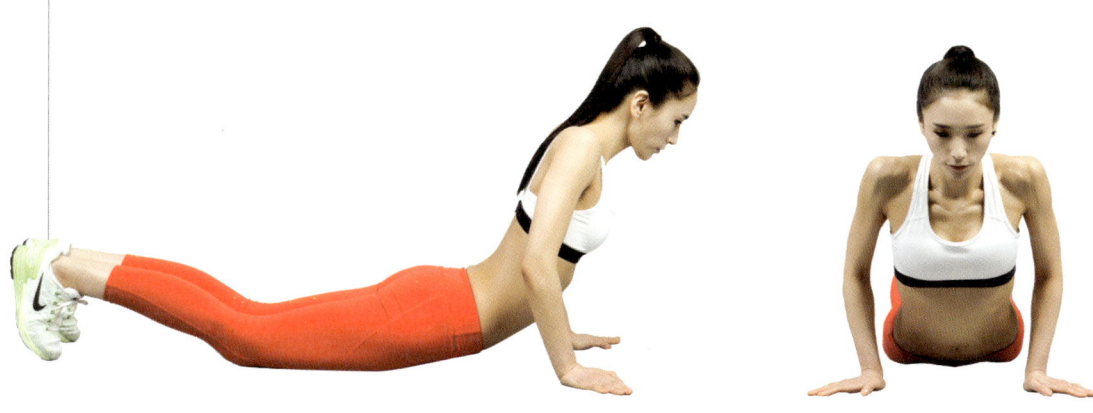

경험의 노하우
위의 과정을 처음하다 보면 가슴과 어깨, 팔뚝에 못 움직일 만큼의 근육통이 올 것이다. 근육통을 참고 계속하다 보면 나중에는 괜찮아진다. 간혹 푸시업을 하면서 허리가 아픈 경우가 있다. 그 이유는 엎드렸다가 팔을 펴고 엉덩이를 들어올리는 과정에서 허리 힘이 작용하기 때문이다. 걱정하지 않아도 된다.

③ 엉덩이를 들어올려 몸이 일직선에서 엉덩이만 살짝 올라간 상태를 만든다.

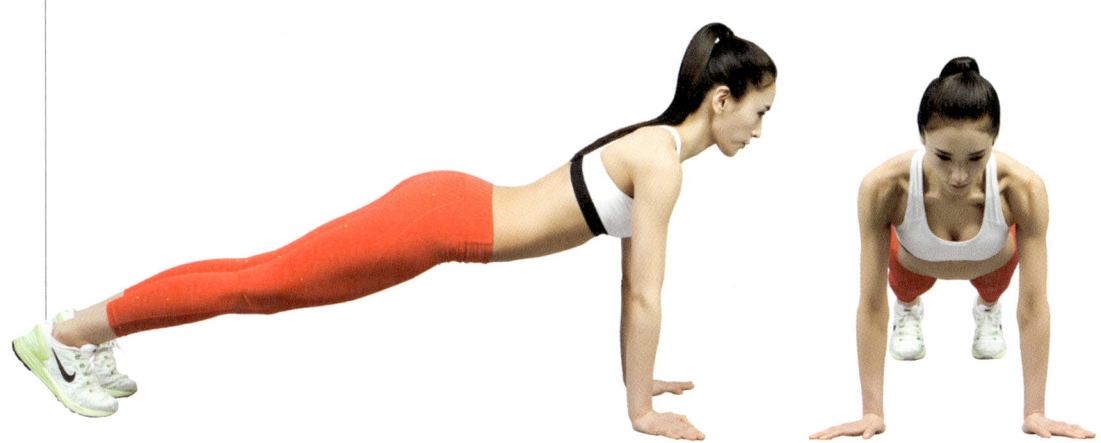

④ 내려갈 때는 가슴부터 닿을 수 있도록 천천히 버티며 내려간다.

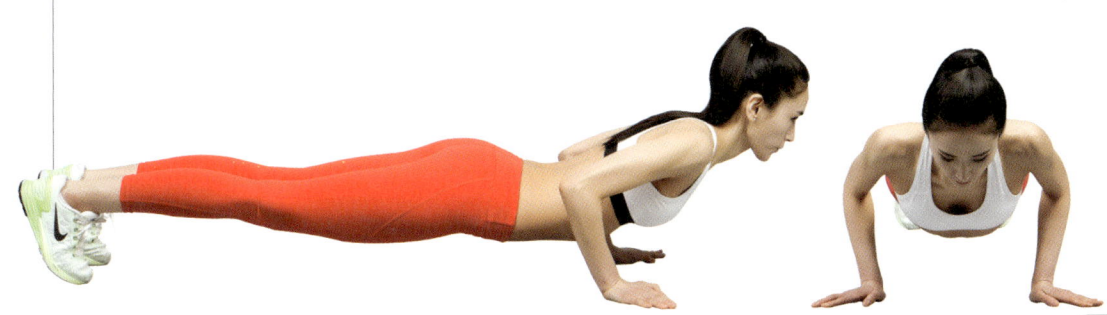

07 크런치

1. 바닥에 누워서 다리를 90도 정도로 접고 손은 귀 옆에 위치시킨다.

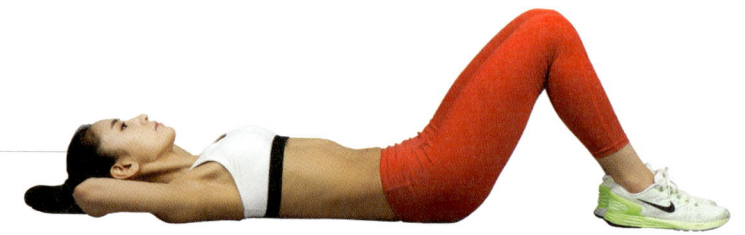

2. 숨을 크게 들이마신 다음 뱉으면서 배를 동그랗게 말고 최대한 상체를 들어올린다.

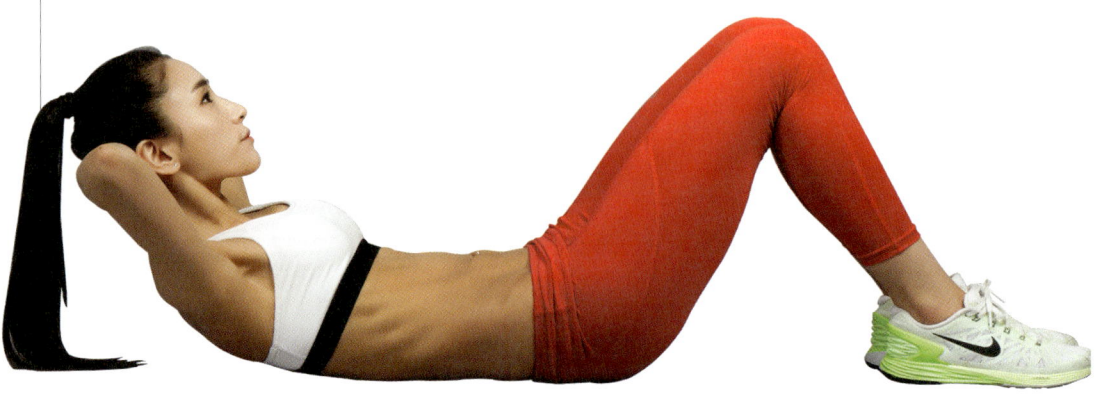

경험의 노하우

크런치를 처음하는 경우, 100이면 100 목이 아파서 못하겠다고 한다. 목 통증은 당연한 거다. 성인의 머리는 약 3.5kg 정도 나간다. 이 무게를 지탱하는 것은 당연히 힘들다. 목이 퇴화하면 거북목 등의 질환이 생길 수가 있는데 이를 예방하기 위해서는 목 주변 근육 운동을 해주는 것이 좋다. 크런치를 처음하면서 생기는 목 통증은 질환이 아니라 근육통이니 익숙해지면 통증은 자연스럽게 사라질 것이다.

3 정점에서 2초 정도 멈췄다가 다시 천천히 숨을 들이마시며 눕는다.

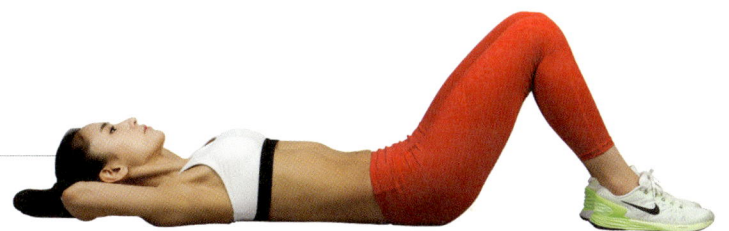

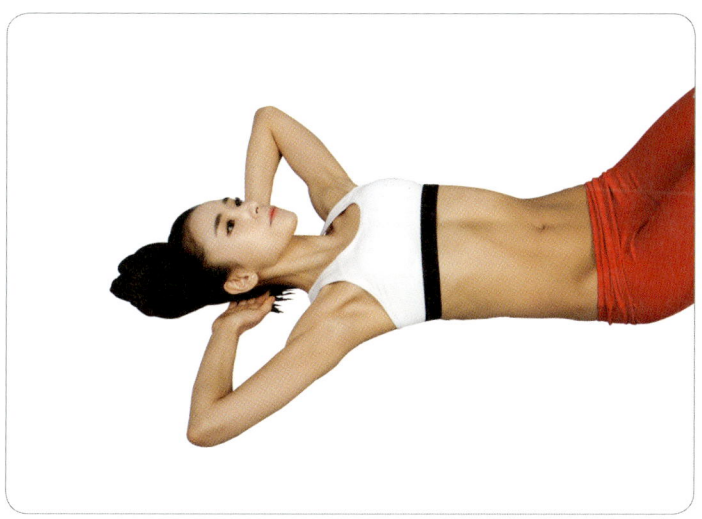

08 레그레이즈

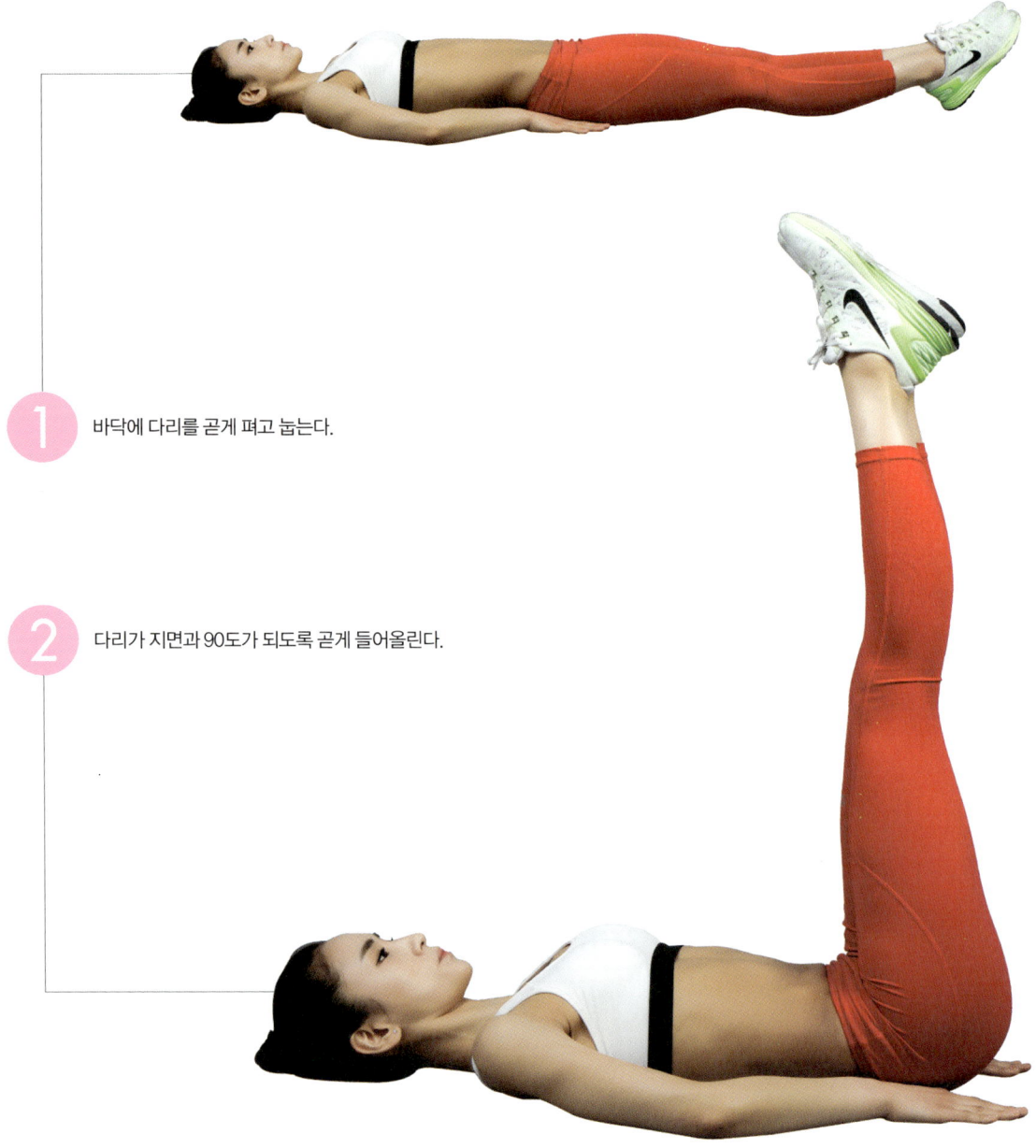

1. 바닥에 다리를 곧게 펴고 눕는다.

2. 다리가 지면과 90도가 되도록 곧게 들어올린다.

경험의 노하우

레그레이즈를 하다 보면 허리 통증을 호소하는 이들이 있다. 일반적인 복근 운동의 경우. 힘의 비중이 복근 7, 허리 3 정도 작용한다. 레그레이즈를 반복하는 과정에서 복근의 힘이 빠지면서 허리에 힘이 더 들어가는 순간이 통증처럼 느껴지게 되는 것이다. 허리에 문제가 생긴 것은 아니니 안심해라. 다리를 내릴 때 허리가 바닥에서 더 떨어질 수도 있다. 그럴 때 허리에 부담을 많이 느낀다면 엉덩이 밑에 손을 넣어도 되고, 부드러운 수건같은 것을 깔아주는 것도 도움이 된다.

3 다리를 그대로 바닥에 닿기 직전까지 천천히 내린다.

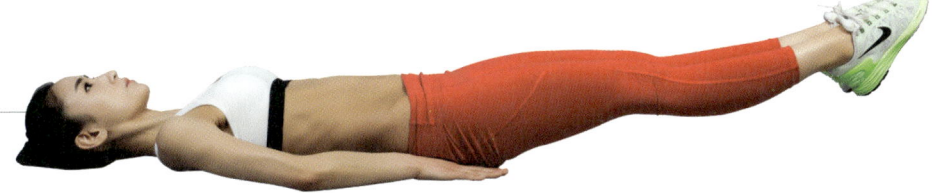

4 다시 들어올리면서 2번 자세로 돌아간다.

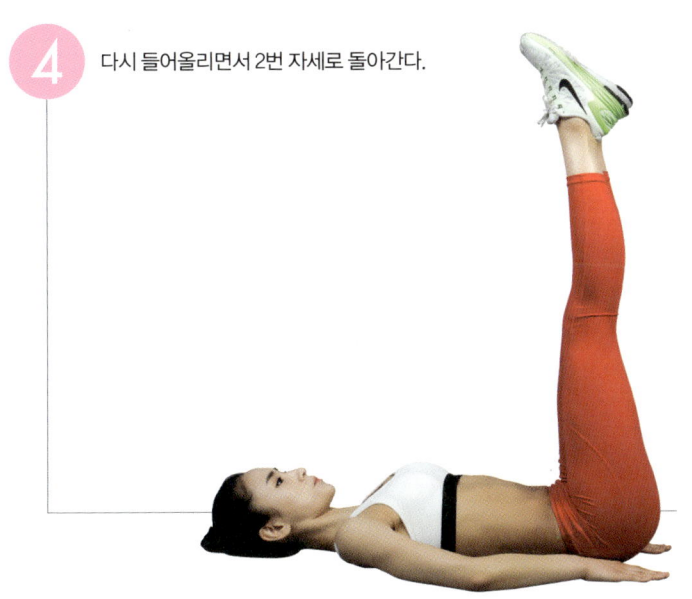

★ 이때 허리가 너무 약해서 곧게 올리기 힘들다면 무릎을 접어 올리며 차차 늘려간다.

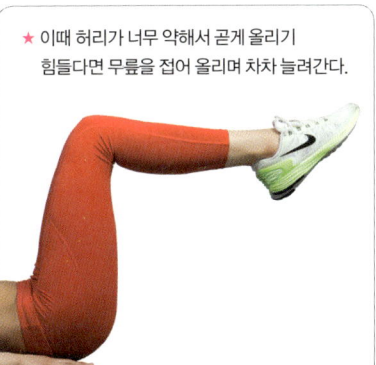

베이직 다음은
어떻게 프로그램을 구성하면 되는 걸까?

기초 체력을 만들며 동작의 기본을 몸에 익혔다면 이제는 조금 더 어려운 동작들을 배워 보고 그 동작들로 나만의 프로그램을 구성할 줄 알아야 한다. 프로그램의 기본은 전신의 운동에서 본인이 자극을 많이 받았고 느낌이 좋았던 것들을 골라서 6~8가지 운동으로 구성하면 된다. 큰 근육에서 작은 근육쪽으로 하체, 등, 허리, 가슴, 어깨, 복근, 유산소 순서로 짜면 된다. 먼저 아래 부위별 운동들을 다 해보자. 그리고 그 강도를 느껴 보고 그날 내 컨디션에 따라 운동을 정한다. 평소 데스런 회원들과 함께 했던 프로그램 몇 개를 예로 들어 보겠다.

컨디션이 좋고 힘이 넘치는 날
점프 스쿼트, 와이드 푸시업, 데드로우, 스윙, 브이 업, 팔꿈치 플랭크, 니크로스, 버피 점프

컨디션이 보통인 날
미니 에어 스쿼트, 체어 런지, 푸시업 파이크, 백 익스텐션, 굿모닝 엑서싸이즈, 크런치 상태에서 레그레이즈, 버피 니크로스

컨디션이 안 좋은날
아놀드 프레스, 산타나 푸시업, 체어 딥스, 원 레그 데드 리프트, 브릿지, 트위스트 크런치, 팔꿈치 플랭크, 버피 점프

컨디션이 안 좋은날 2
스쿼트, 사이드 런지, 푸시업, 니크로스, 사이드 프론트, 레터럴 레이즈, 레그레이즈 + 크런치, 사이드 플랭크, 버피 테스트.

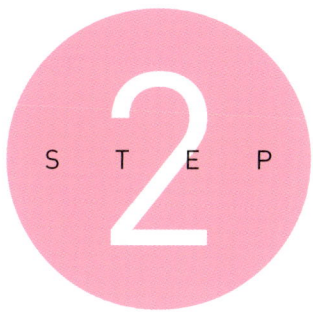

STEP 2 갖고 싶은 몸을 위한 부위별 프로그램

자! 이제 준비는 끝났다! 베이직 단계를 넘어서 중상급자 대열에 접어들었으니 여기까지 온 여러분을 칭찬해주고 싶다. 가장 힘들다는 마의 3개월 고지를 넘어온 셈이다. 이제 이대로 6개월까지 버티게 되면 여러분은 절대 잃고 싶지 않은 몸매를 가지게 될 것이다. 그 다음은? 시키지 않아도 알아서들 관리하고 있을 것이다. 베이직 단계에서 마르고 닳도록 익히고 배워왔던 것들이 기본이 되어 STEP 2를 자연스레 할 수 있는 체력과 자세가 갖춰졌기에 조금 더 힘들 수 있지만 참고 버티기만 하면 된다. 이 단계에서 왜 운동은 머리가 아닌 몸으로 배우는 것인지를 실감하게 될 것이다. 힘들어 죽겠어도 자세는 유지가 될 것이고, 밀어 올리고 있을 것이다. 먼저 여기에 나오는 운동들을 예행 연습한다는 생각으로 쭉 한 번씩 해보자. 그리고 본격적인 프로그램을 짜서 운동을 해보자. 참고로 집필 작업을 하며 수백 수천 개의 운동 중 어떤 운동이 가장 좋을까를 많이 고민했다. 저자 본인도 뭔가를 배울 때 너무 많고 복잡하면 시작할 때 거부감이 들기에 최대한 심플하게 구성하고 싶었고, 각 동작별로 파생되는 동작들이 너무나도 많으나 그중에 저자가 수업할 때에 가장 많이 썼고, 꾸 언니가 실제로 했던 운동을 거짓 없이 뽑아봤다. 믿어 봐도 좋을 것이다.

자! 그럼 도대체 운동 프로그램이라는 게 뭘까? 당신에게 가장 필요하고 가장 잘 맞고, 자극이 많이 되었던 그런 운동들로 6가지 분류(부위별 6가지 분류 중)에서 하나씩 가져다 넣고 운동 프로그램을 짜면 된다. 왜 STEP 1에서는 8가지였는데 STEP 2에서는 6가지냐고? STEP 2에서는 두 가지 이상의 부위를 사용하는 운동들이 많이 있다. 그래서 6가지면 충분하다. 심플할수록 짧고 굵어서 매일하기에 오히려 좋을 수도 있다. 요일별로 구성을 할 때는 힘들었던 프로그램과 조금 더 쉬웠던 프로그램을 격일로 구성해서 강약중강약을 맞춰 가며 운동한다. 매일 너무 힘들게 운동하면 지치기 때문이다. 이렇게 저렇게 구성을 바꿔도 보고 너무 힘들 때는 STEP 1으로 돌아가서 베이직도 해보되 그것을 다 적어가며 해라. 그것이 쌓이면 나의 운동일기가 될 것이다. 또한 이 책을 마스터 한 후 어느 순간에 이 책의 운동들이 쉬워졌거나 사진 속 꾸 언니 정도의 몸이 만들어져서 더 욕심이 난다면 아무 포털 사이트에든 '데스런'을 검색하거나 페이스북에서 '데스런 우먼스'를 검색하라. 여러 가지 하드코어한 운동 영상을 쉽게 찾아볼 수 있을 것이다. 그 운동들을 따라해라. 그런 이들이 많았으면 한다. 이 책은 그 정도까지만 이끌어줄 것이다.

페이스북에서 '데스런 우먼스'를 검색해서 영상과 설명을 보고 다양한 운동을 해보자. 차고 넘치도록 만들어 놓았다.

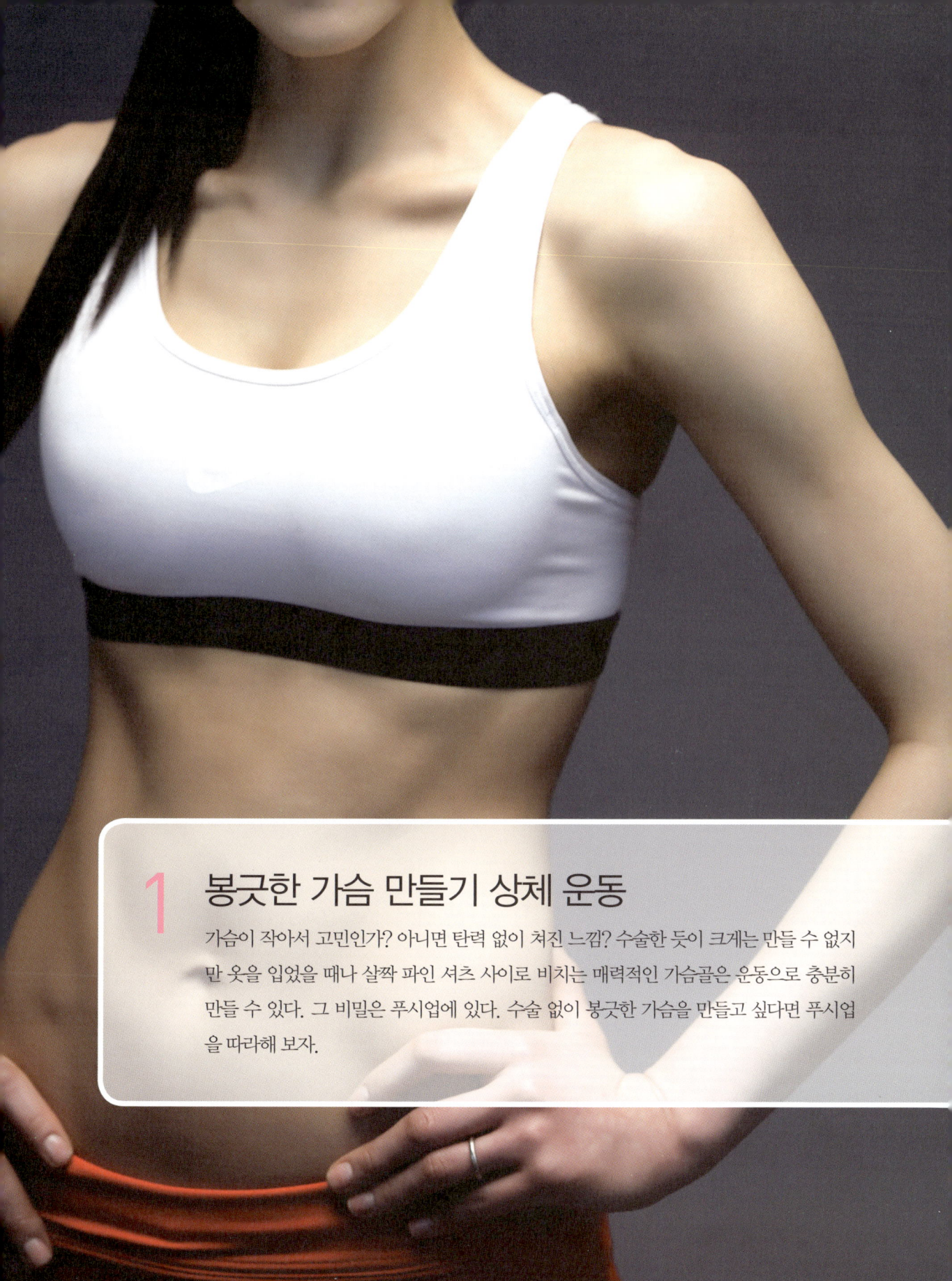

1 봉긋한 가슴 만들기 상체 운동

가슴이 작아서 고민인가? 아니면 탄력 없이 쳐진 느낌? 수술한 듯이 크게는 만들 수 없지만 옷을 입었을 때나 살짝 파인 셔츠 사이로 비치는 매력적인 가슴골은 운동으로 충분히 만들 수 있다. 그 비밀은 푸시업에 있다. 수술 없이 봉긋한 가슴을 만들고 싶다면 푸시업을 따라해 보자.

와이드 푸시업

1 바닥에 엎드려서 엄지 손가락이 가슴 바로 아래에 오도록 손을 위치시킨 뒤, 옆으로 20~30cm 정도 벌린다.

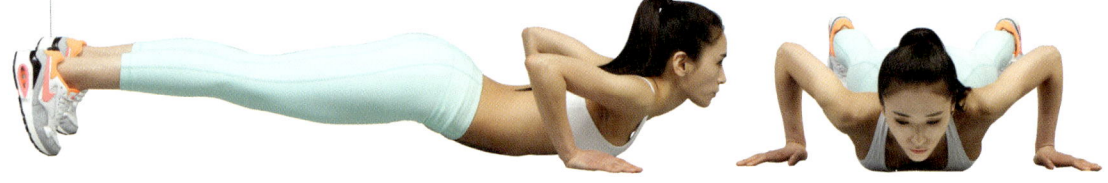

2 허벅지는 바닥에 닿은 상태에서 상체를 세운다.

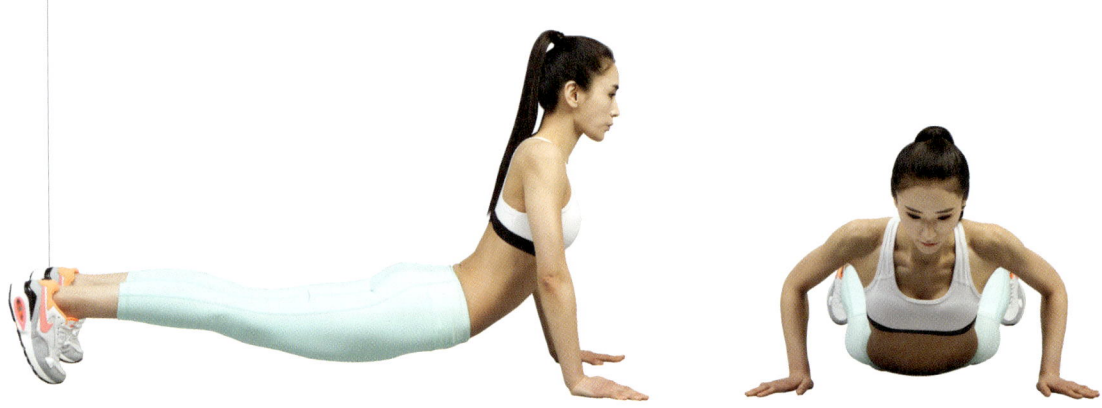

③ 허벅지와 엉덩이를 들어올린다.

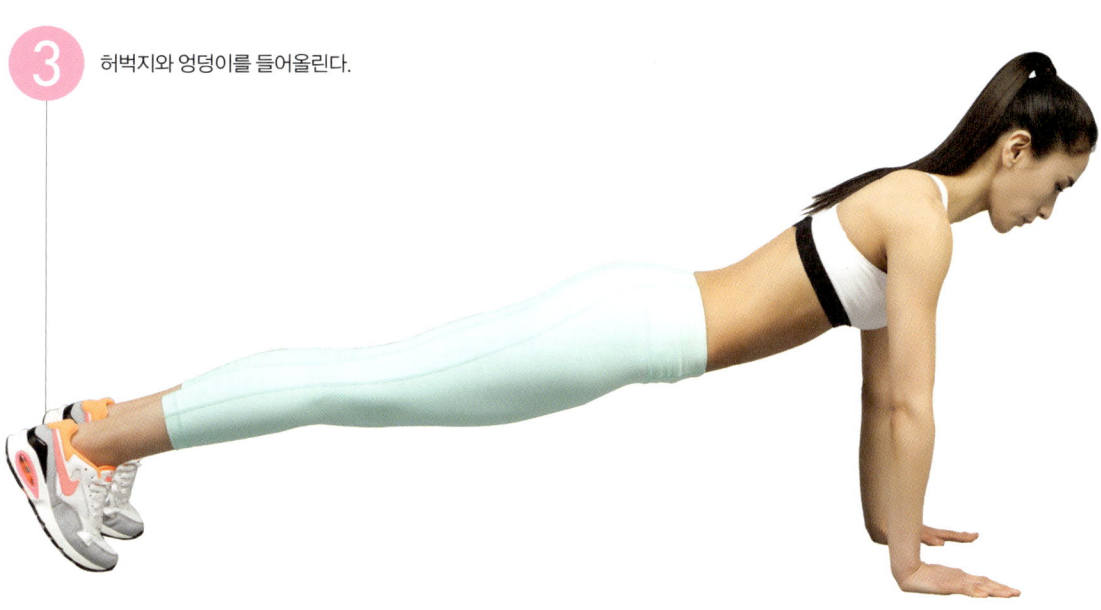

④ 몸을 1자로 유지한 채 가슴에 힘을 집중하여 상체를 밀어올린다.

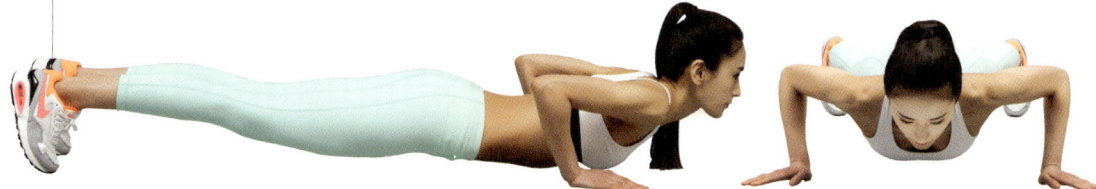

 ## 푸시업 가슴 열기

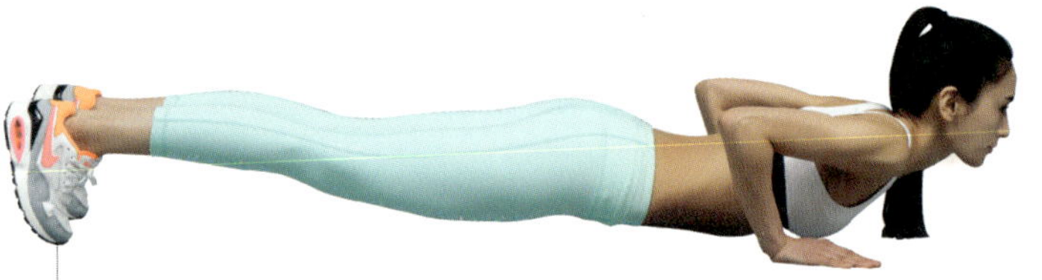

1. 바닥에 엎드려서 엄지 손가락이 가슴 바로 아래에 오도록 손을 위치시킨다.

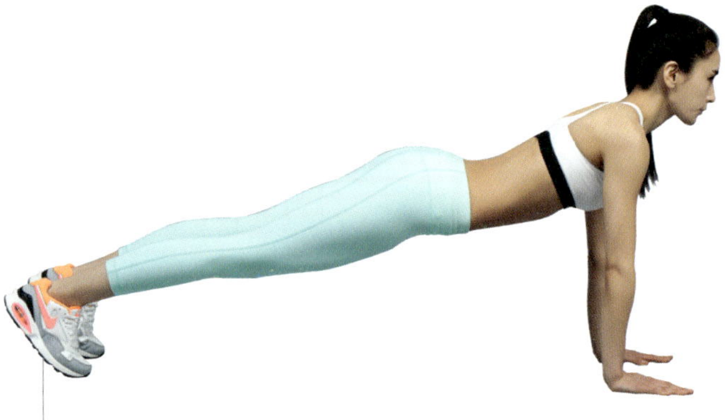

2. 몸을 1자로 유지하면서 엉덩이만 살짝 올라간 상태를 만든다.

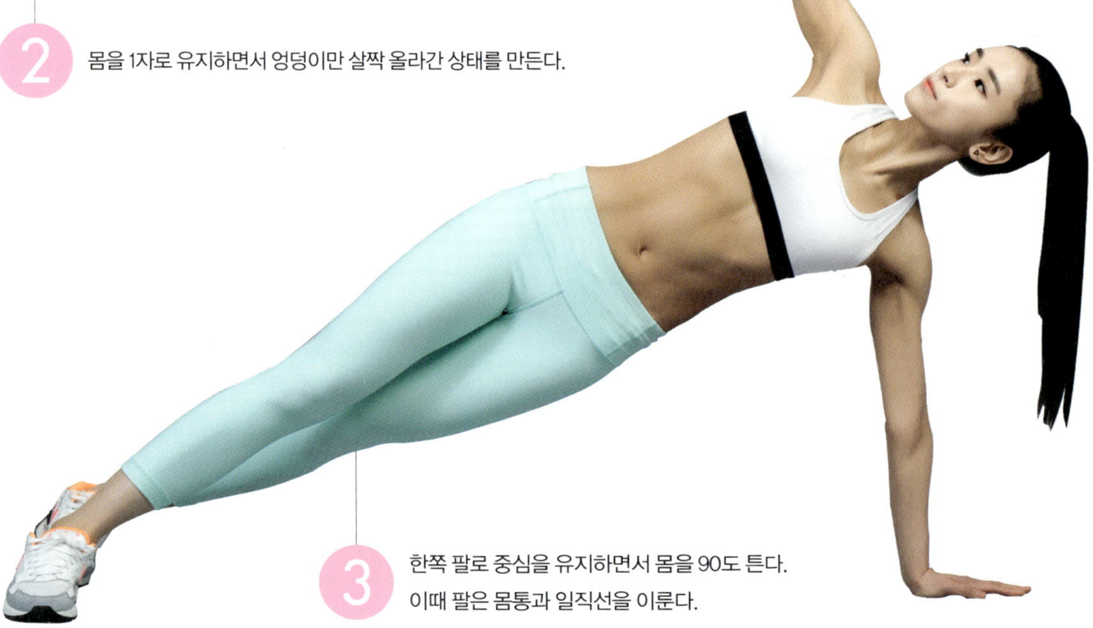

3. 한쪽 팔로 중심을 유지하면서 몸을 90도 튼다. 이때 팔은 몸통과 일직선을 이룬다.

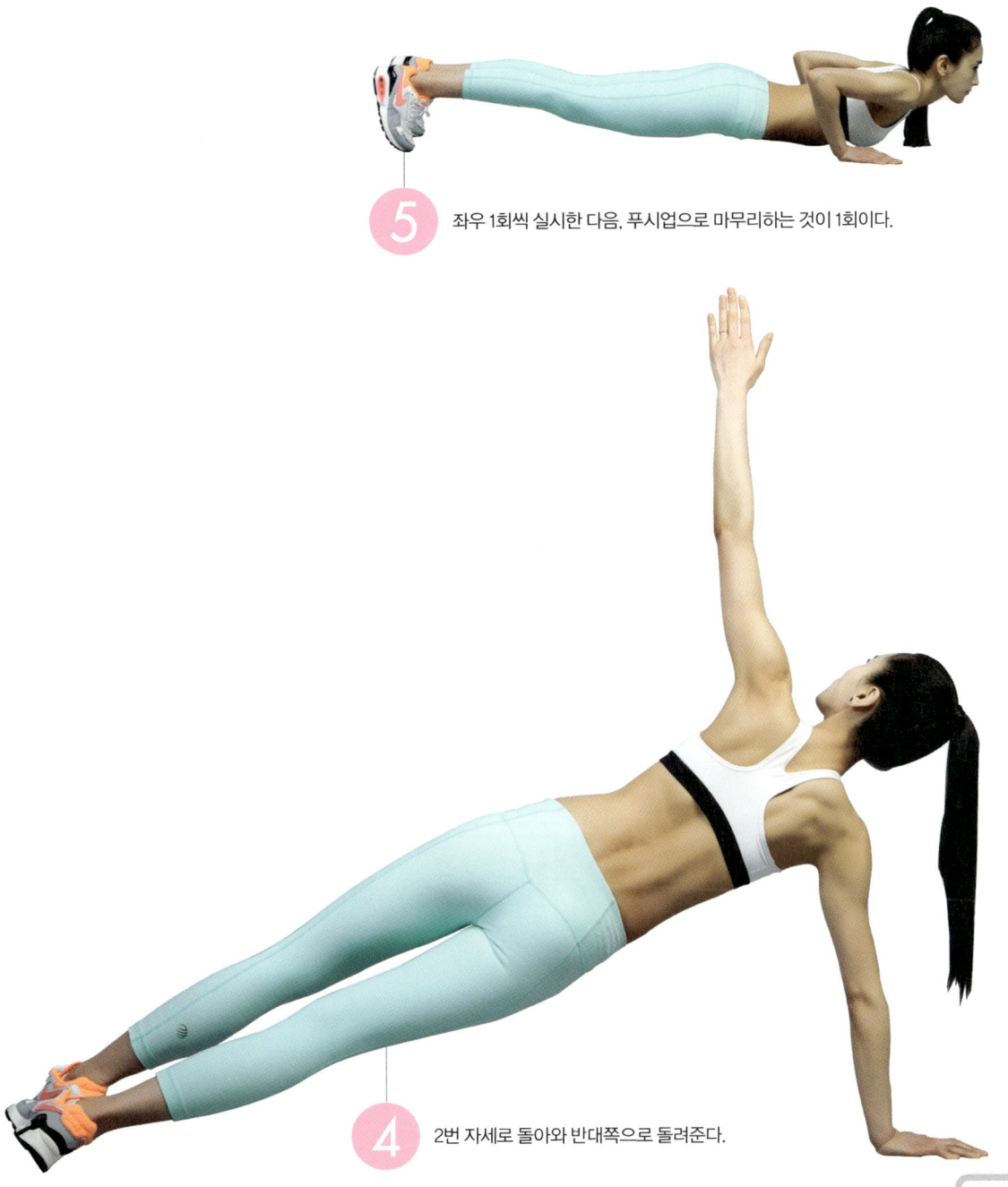

5 좌우 1회씩 실시한 다음, 푸시업으로 마무리하는 것이 1회이다.

4 2번 자세로 돌아와 반대쪽으로 돌려준다.

03 ★★★ 푸시업 다리 들기

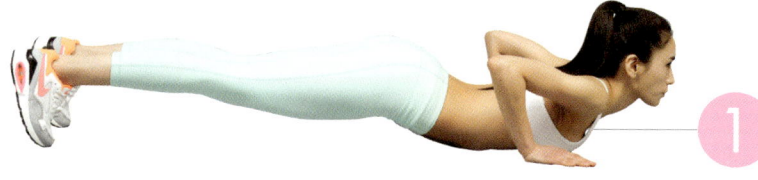

1 바닥에 엎드려서 엄지 손가락이 가슴 바로 아래에 오도록 손을 위치시킨다.

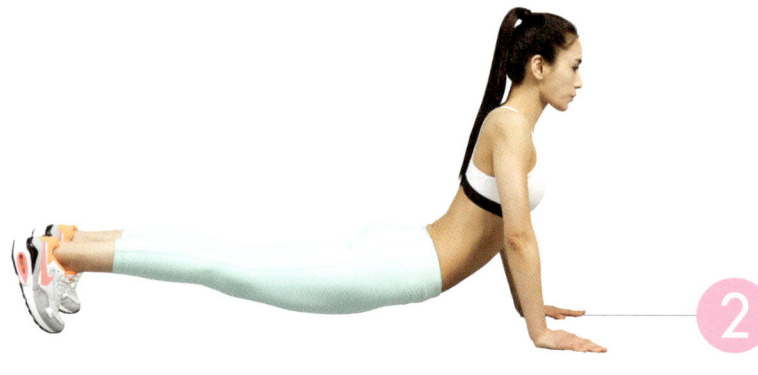

2 스트레칭하듯이 허리를 말며 팔을 펴올린다.

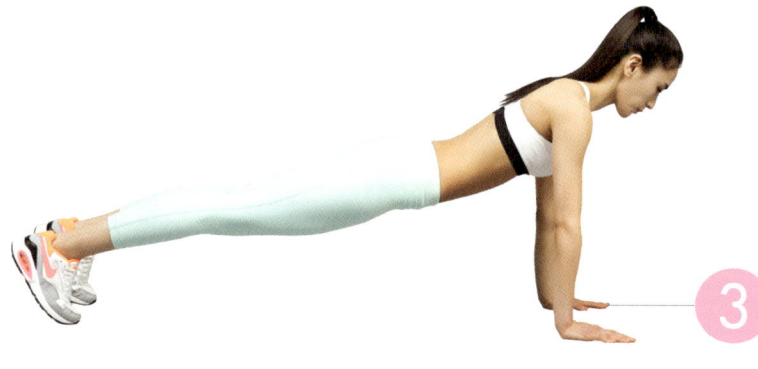

3 엉덩이를 들어올려 몸을 1자로 만든다.

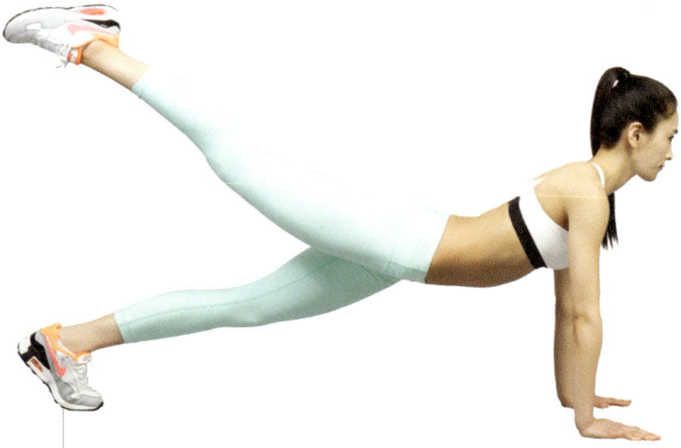

4 한쪽 다리를 곧게 펴서 들어올린다.

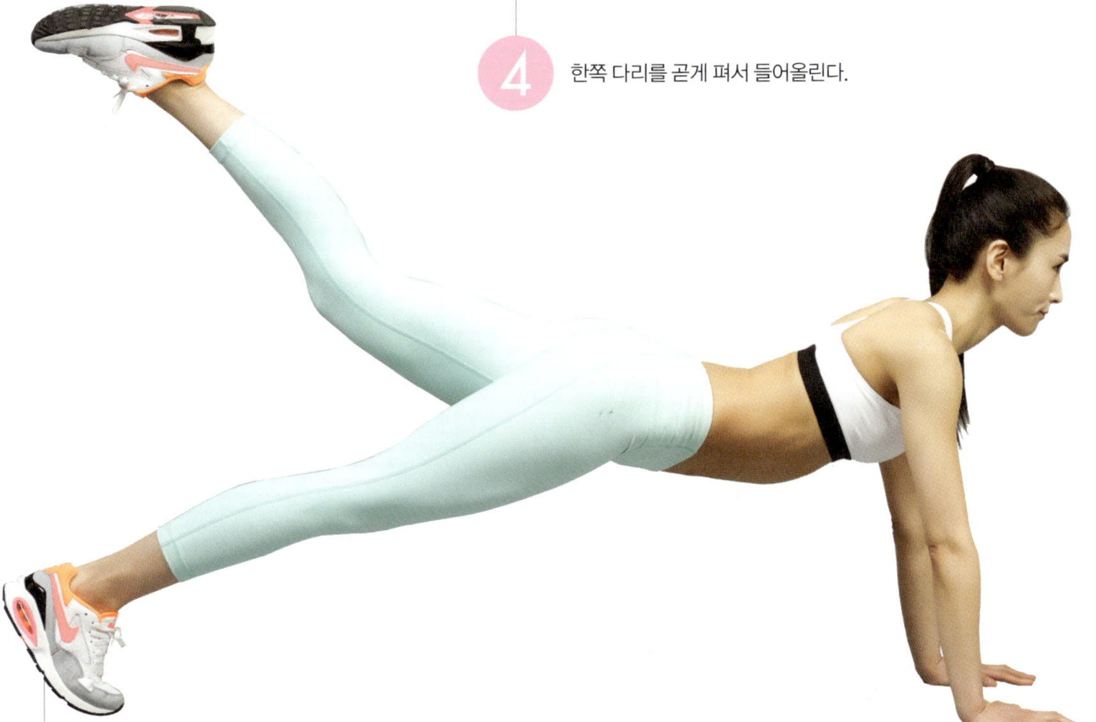

5 반대쪽 다리도 같은 방법으로 들어올린다.

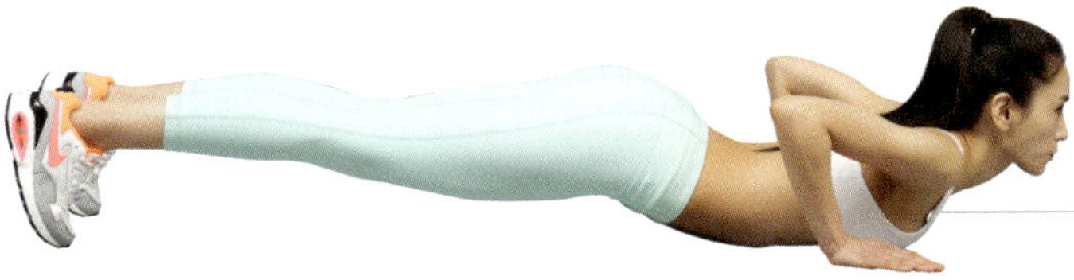

6 좌우 1회씩 실시한 다음, 푸시업으로 마무리하는 것이 1회이다.

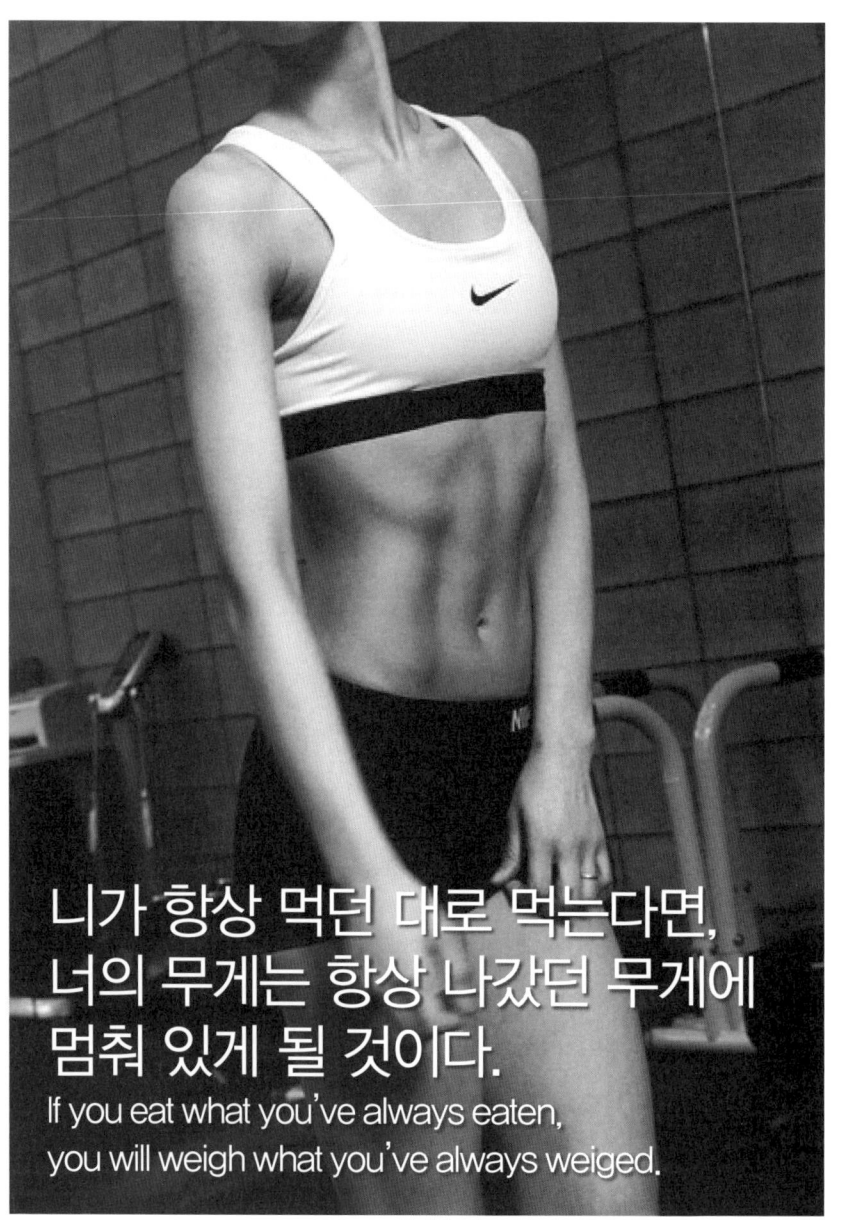

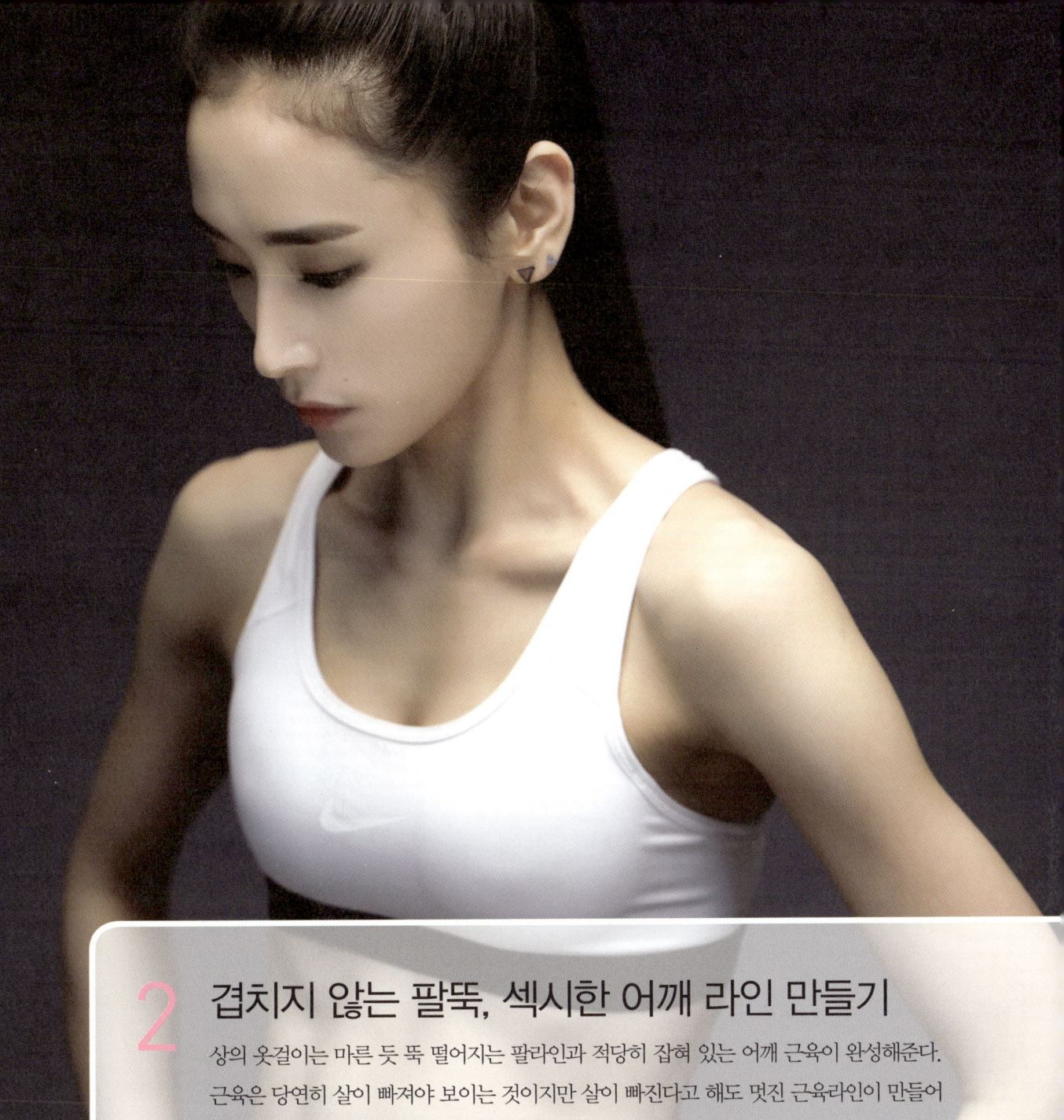

2 겹치지 않는 팔뚝, 섹시한 어깨 라인 만들기

상의 옷걸이는 마른 듯 뚝 떨어지는 팔라인과 적당히 잡혀 있는 어깨 근육이 완성해준다. 근육은 당연히 살이 빠져야 보이는 것이지만 살이 빠진다고 해도 멋진 근육라인이 만들어져 있지 않다면 그저 젓가락에 불과하다. 젓가락과 섹시한 어깨라인은 한 끗 차이다. 과하지 않은 적당한 운동으로 다져진 멋진 어깨를 원한다면 지금부터 알려주는 운동을 해보자.

01 푸시업 무릎 당기기

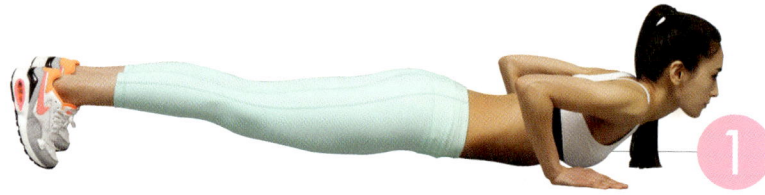

1. 바닥에 엎드려서 엄지 손가락이 가슴 바로 아래에 오도록 손을 위치시킨다.

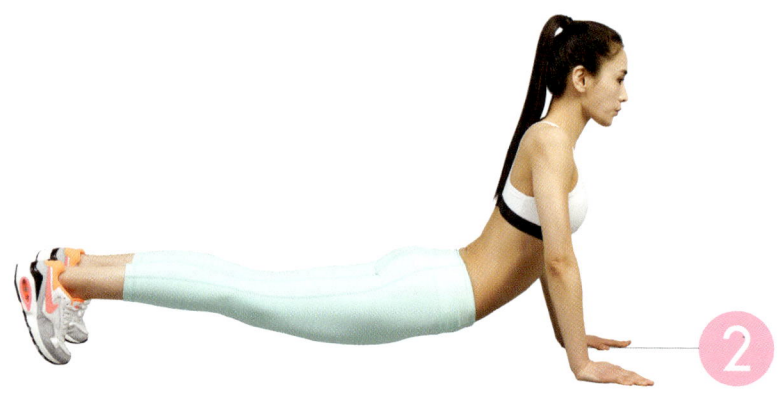

2. 스트레칭하듯이 허리를 말며 팔을 펴올린다.

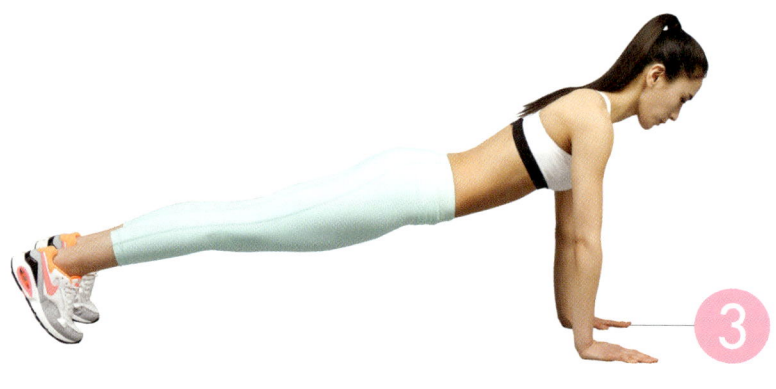

3. 몸을 1자로 유지하면서 엉덩이만 살짝 올라간 상태를 만든다.

> **경험의 노하우**
> 일반 푸시업에서 조금 더 어깨에 자극을 주고, 복근의 자극까지 줄 수 있는 제대로 하면 꽤나 힘든 동작이다.

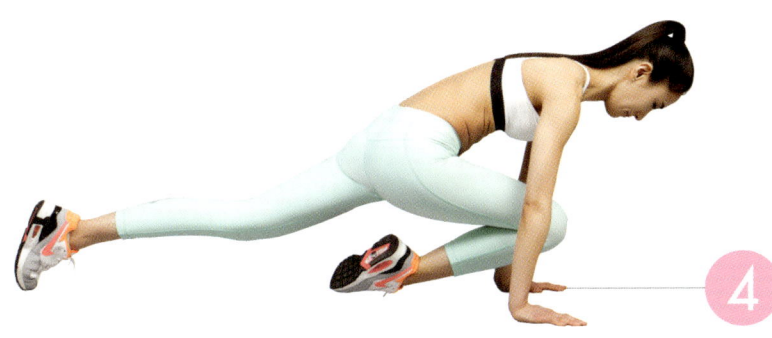

④ 한쪽 다리를 들어올린 다음, 무릎을 접어 상체쪽으로 천천히 밀어준다.

⑤ 반대편도 똑같은 방법으로 실시한다.

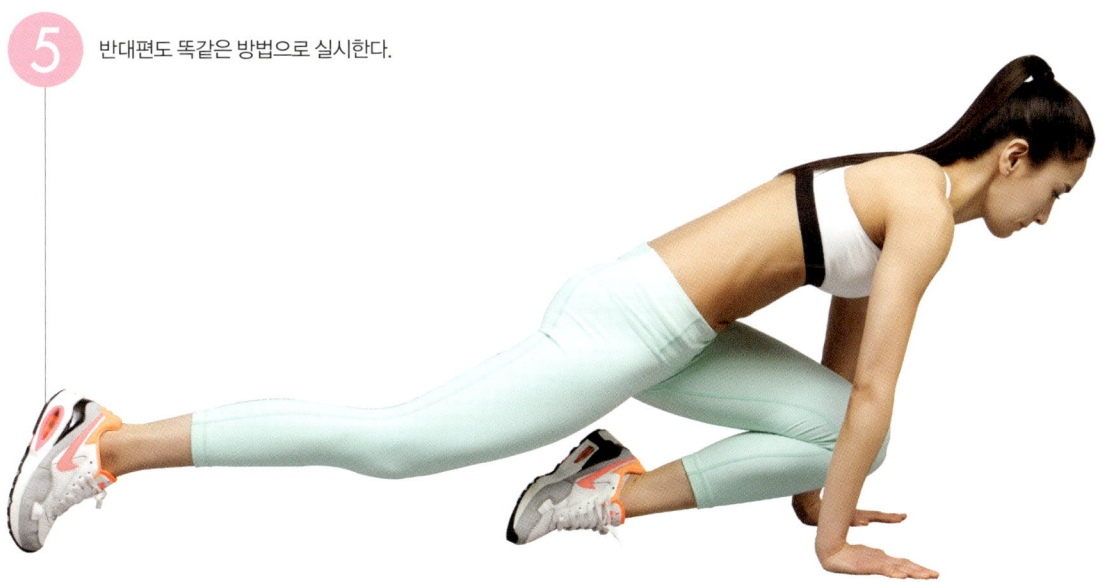

02 푸시업 + 엉덩이 세우기

1. 바닥에 엎드려서 엄지 손가락을 가슴 바로 아래에 위치시킨다.

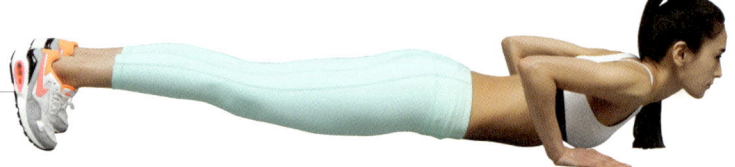

2. 스트레칭하듯이 허리를 말며 팔을 펴올린다.

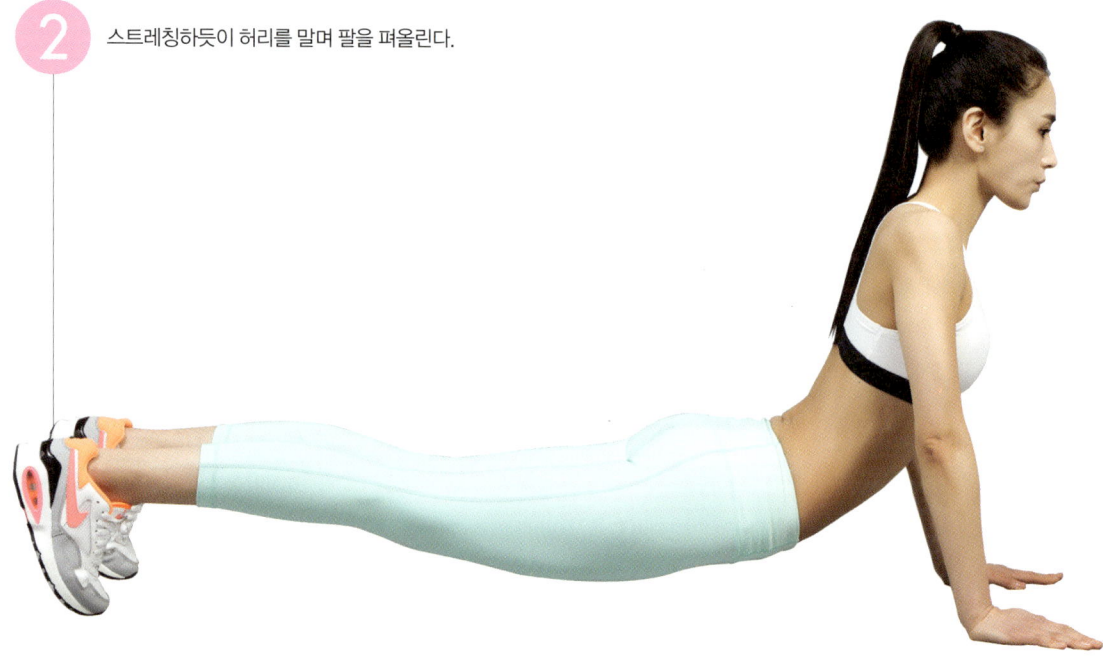

경험의 노하우
이 동작에서 힘든 것은 엉덩이를 들어올릴 때이다. 그리고 가슴을 내밀며 어깨를 곧게 펴주면 어깨의 뒤쪽까지 자극을 주어 뒤쪽 라인을 잡아주는 운동 효과도 볼 수 있다.

3 엉덩이를 기준으로 몸이 90도가 될 때까지 엉덩이를 들어올린다.

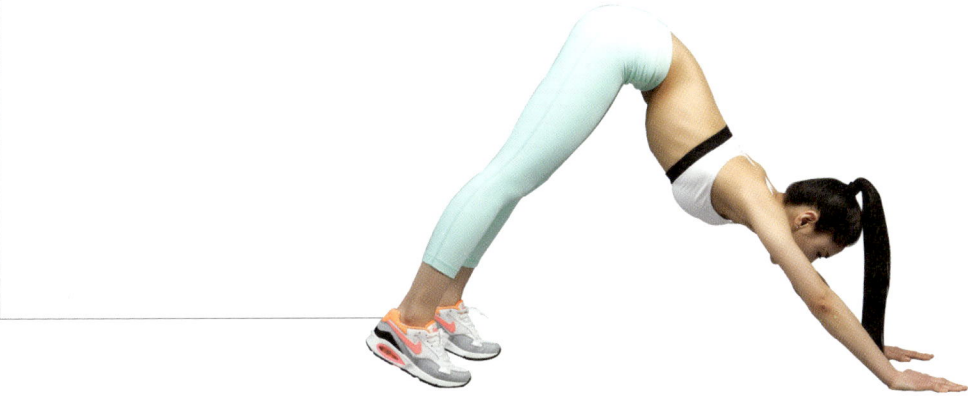

4 다시 1번 자세로 돌아와 반복한다.

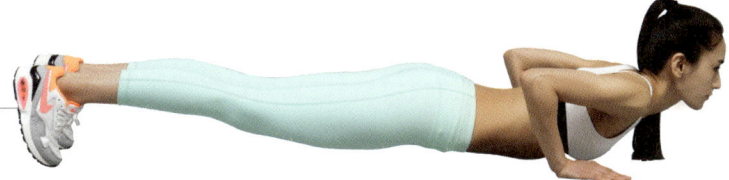

사이드 & 프론트 레터럴 레이즈

1 손등이 정면을 향하도록 허벅지 앞쪽으로 손을 위치시킨다.

2 팔꿈치를 15도 정도 구부린 상태에서 팔꿈치를 들어올린다는 느낌으로 양팔을 옆으로 들어올린다.

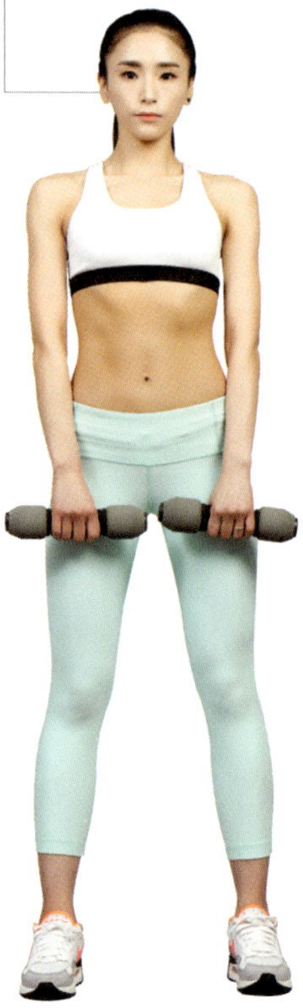

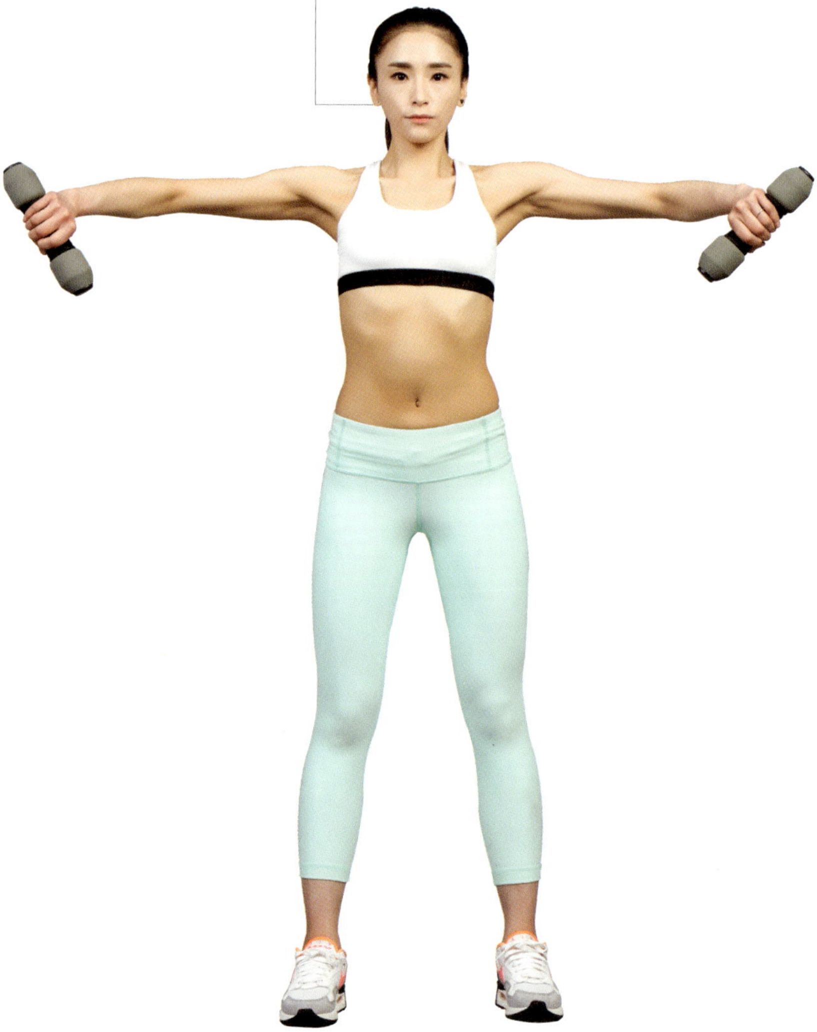

경험의 노하우
팔꿈치의 위치와 각도가 중요하다. 들어올린 상태를 옆에서 봤을 때 팔꿈치가 뒤로 빠지지 않도록 앞으로 10cm 정도 나와 있어야 하며 팔꿈치가 어깨, 손목보다 높은 위치에 있어야 어깨와 팔뚝 위쪽의 운동하고자 하는 부위에 집중할 수 있다.

3 천천히 버틴다는 느낌으로 양팔을 내려놓았다가 다시 정면으로 들어올린다.

4 다시 내려서 앞 옆을 반복한다.

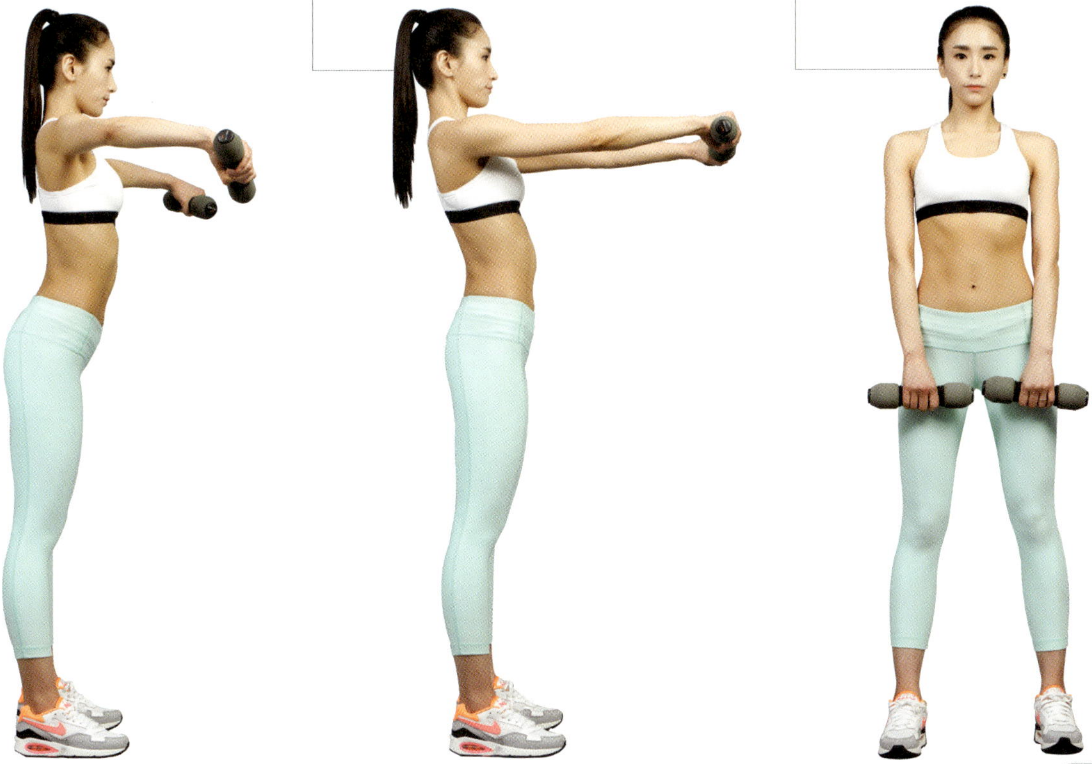

04 아놀드 프레스

1 덤벨을 잡고 서서 손등이 앞을 향하도록 턱 높이에 위치시키고 팔꿈치를 앞으로 모아준다.

2 팔을 위로 밀어올리면서 천천히 손목을 180도 돌린다.

경험의 노하우

밀어올릴 때 팔꿈치가 옆으로 벌어지면 어깨에 집중도가 떨어진다. 팔꿈치는 계속 앞으로 모아 놓고 손목 팔꿈치를 조금씩 돌리면서 밀어올린다고 생각하면 쉽다.

3 밀어올릴 때의 반대 순서로 팔을 내리면서 1번 자세로 돌아온다.

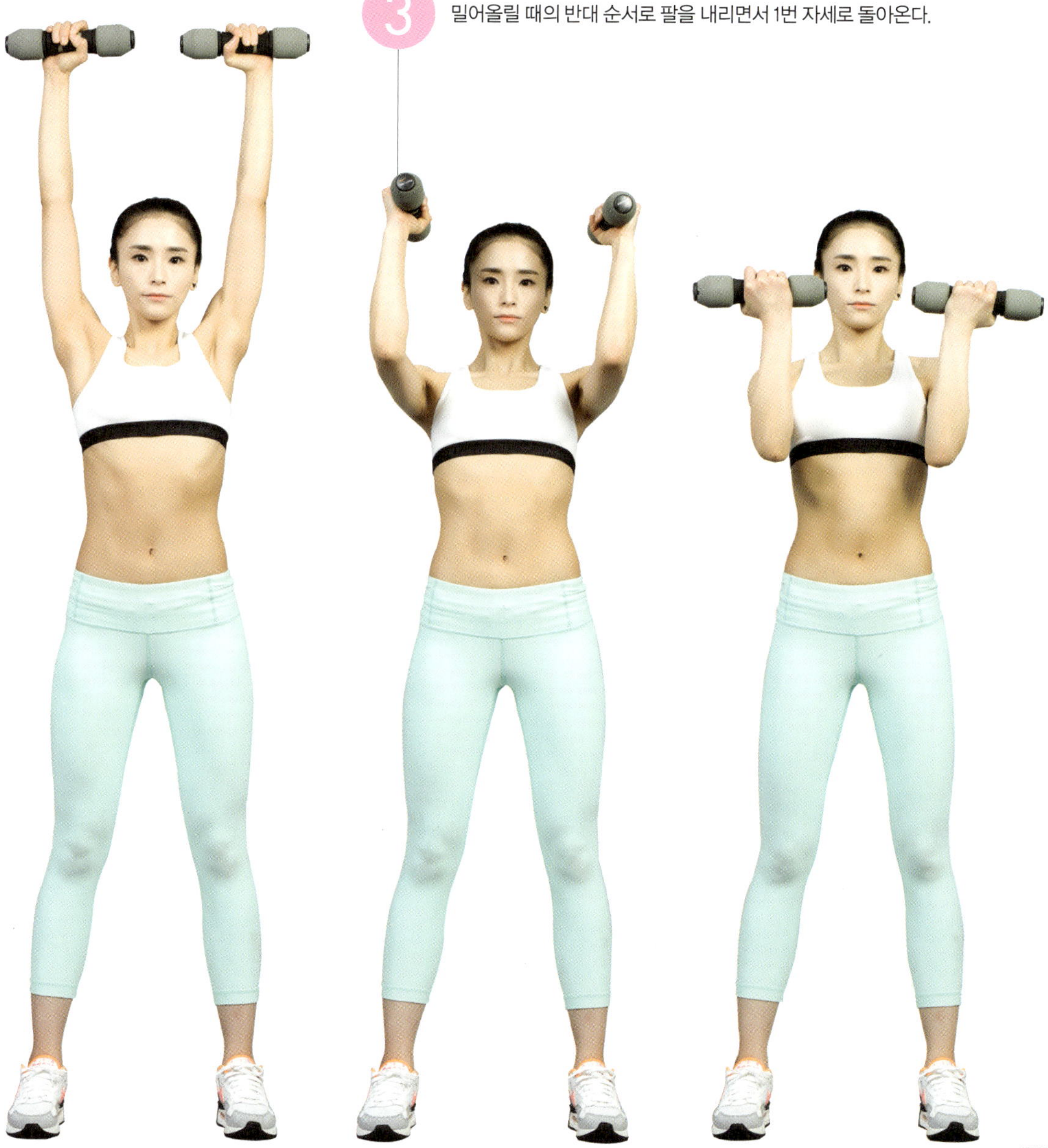

05 체어 딥스 ★★

1 의자 끝에 앉아서 엉덩이 바로 옆 의자 모서리에 양손을 위치시킨다.

2 팔로 의지한 채 엉덩이를 의자에서 뗀다.

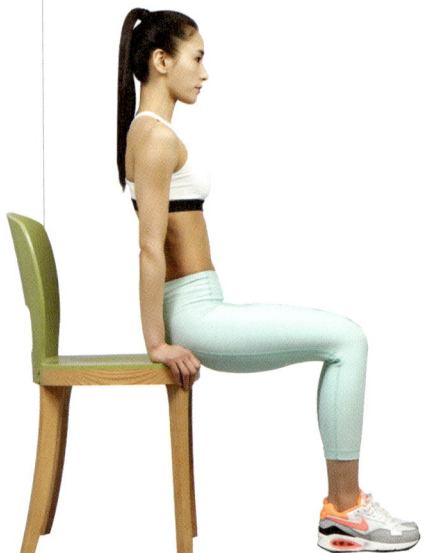

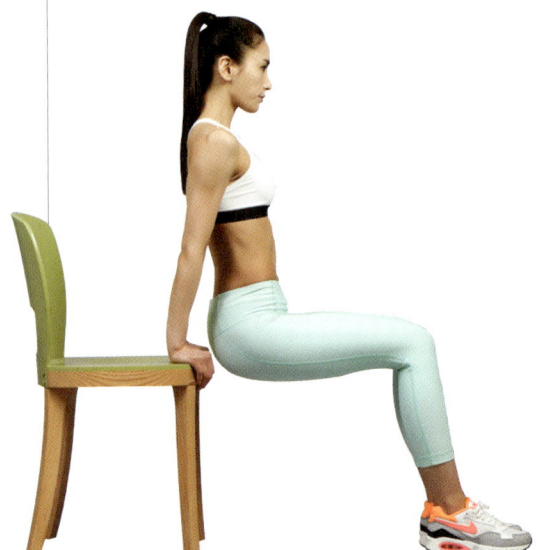

경험의 노하우

수직으로 내려갔다가 올라오는 것만 주의하면 된다. 내려가는 정도는 내 어깨가 감당할 수 있는 최대 범위까지 내려갔다가 올라와야 제대로 된 운동 효과를 볼 수 있다.

3 엉덩이부터 허리까지 의자 끝을 스쳐 내려간다는 생각으로 팔을 구부려 내린다.

4 다시 밀어올리며 2번 동작으로 돌아간다.

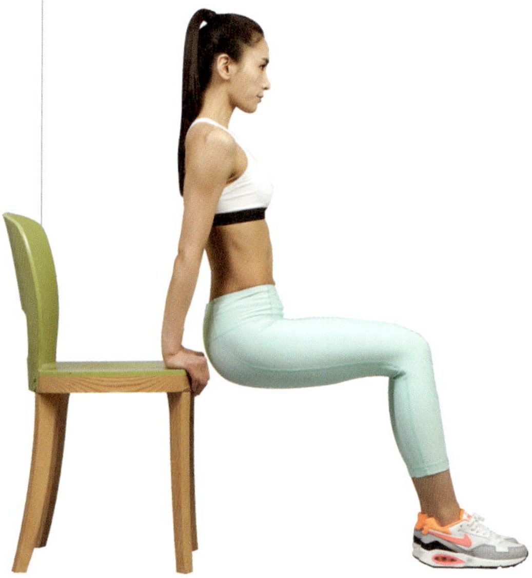

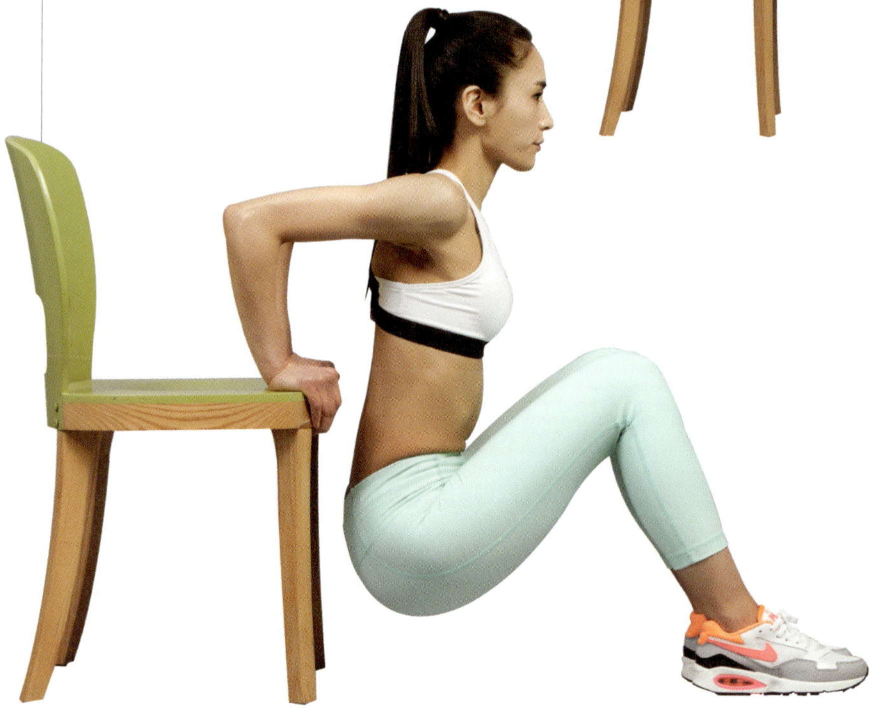

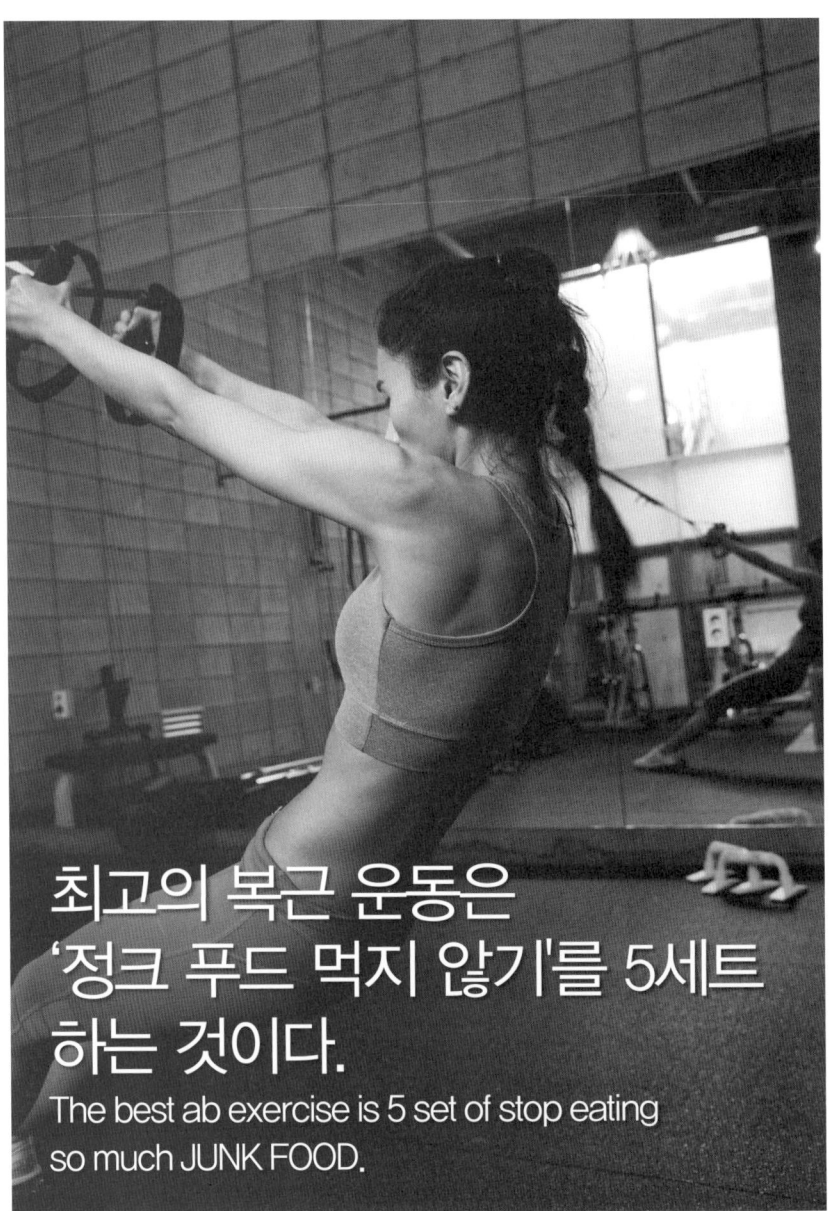

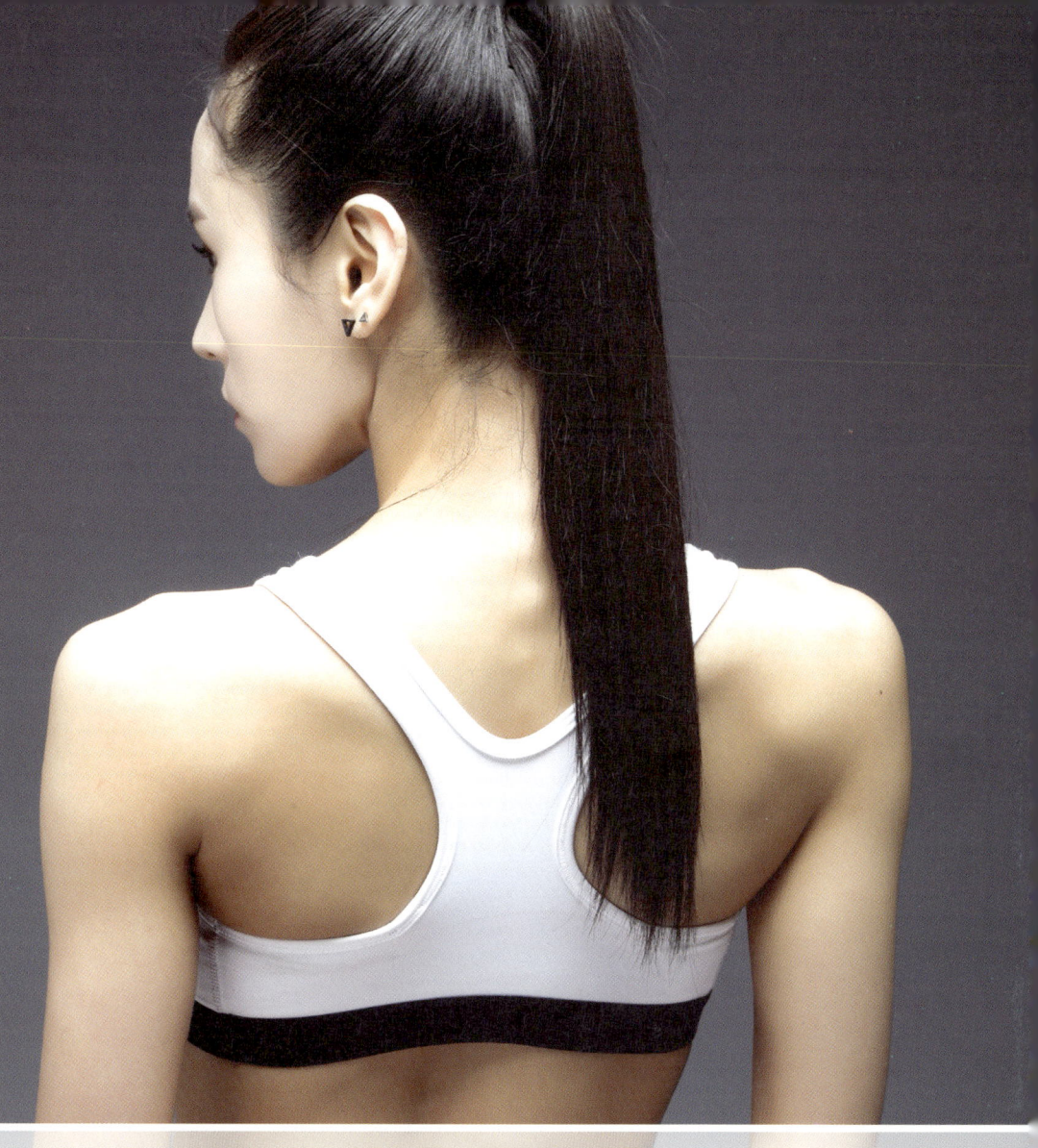

3 매혹적인 섹시 뒤태 만들기

유명 섹시 연예인들의 훅 파인 드레스 사이로 보이는 골. 한번쯤은 보면서 부러워했을 것이다. 등과 허리에 근육이 생기고 탄력이 붙으면 좋은 점은 세 가지가 있다. 일단은 허리 관련 통증이 없어진다. 그리고 엉덩이골부터 목까지의 아름다운 뒷태를 만들 수 있다. 또한 뒤에서 당겨주는 탄력이 강해지면 앞으로 축 처져 있던 어깨가 뒤로 열리고 자연스레 S라인을 이루며 가슴 또한 열려서 더 커 보이는 효과가 있다. 이 정도 보장된다면 무조건 해야 하는것 아닐까?

01 백 익스텐션

1 바닥에 엎드린 다음 팔다리를 쭉 뻗는다.

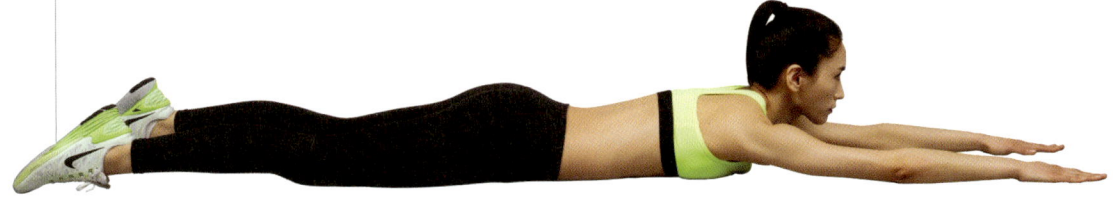

2 엉덩이와 허리에 힘을 주고 배를 바닥에 지지한 채 상하체를 동시에 최대한 들어올린다.

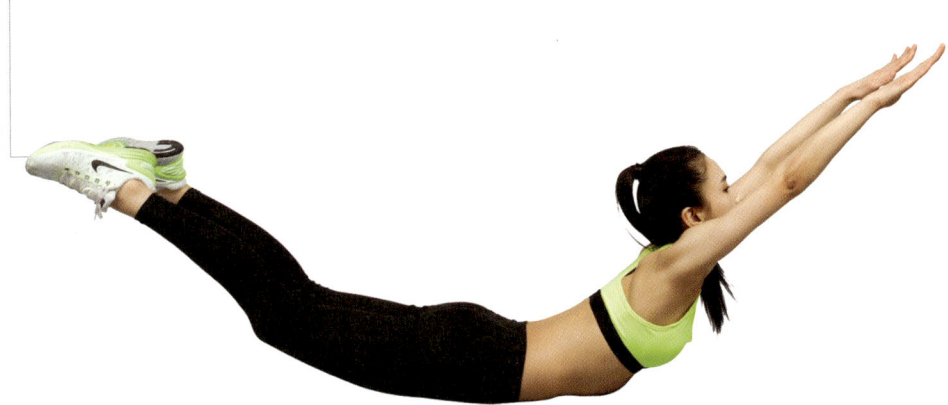

경험의 노하우
평소 허리가 약하고 뒤로 젖히는 유연성이 부족하다고 느낄 때 필요한 운동이다. 팔과 다리를 바닥에 대고 휴식을 취하면 안된다. 긴장 상태를 계속 유지하면서 다시 최대한 당겨 올린다는 생각으로 해야 최대의 효과를 볼 수 있다.

3 상하체를 함께 들어올리는 것이 버겁다면 따로 연습한다.

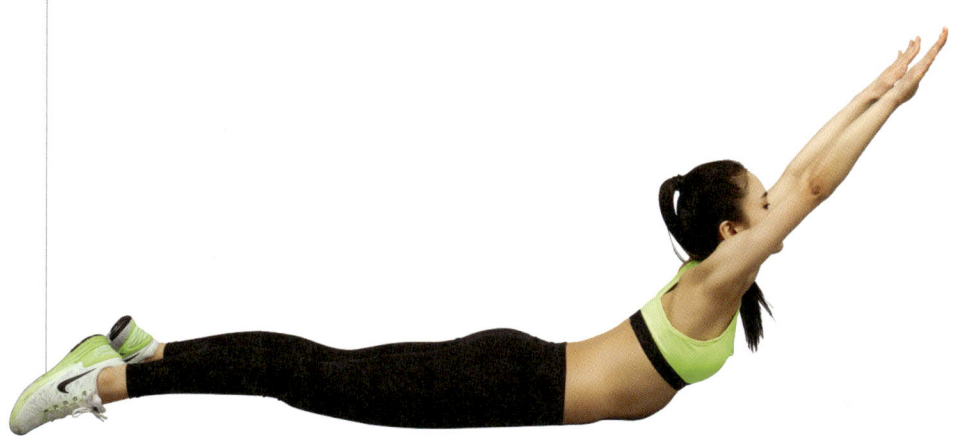

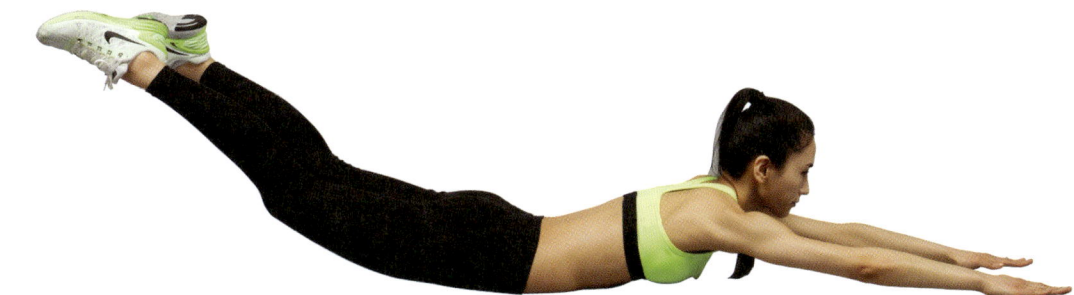

02 데드 로우

1 덤벨을 잡고 손등이 앞을 향한 상태로 허벅지 앞에 위치시킨다.

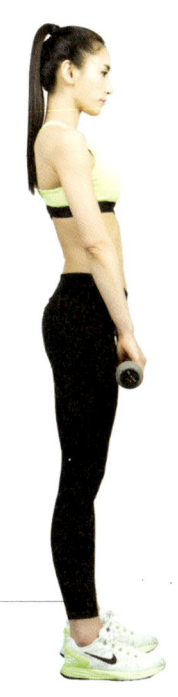 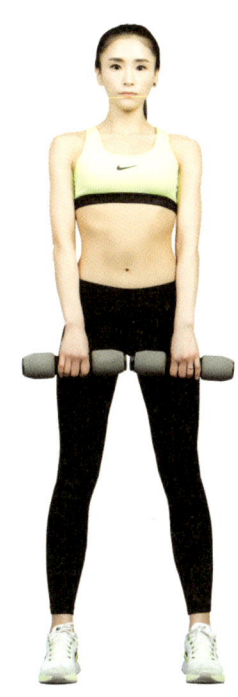

2 데드리프트 자세로 내려간다.

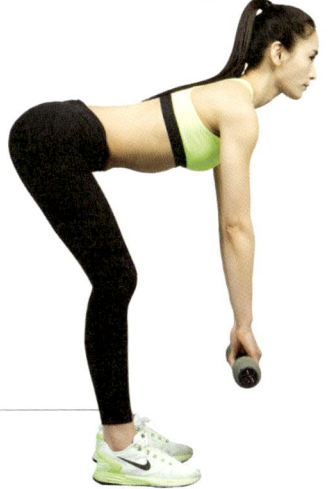 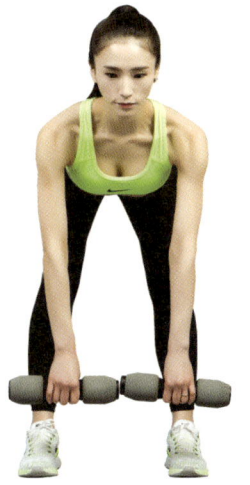

경험의 노하우
데드리프트와 벤트오버 로우로 돌아가서 구분동작을 다시한번 보고난 후에 정확히 두가지를 번갈아 동작해 볼수 있도록 하자.

③ 로우 동작으로 덤벨을 들어올린다.

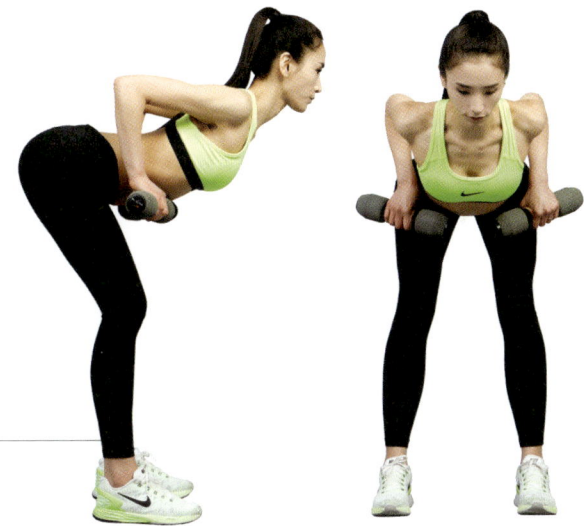

④ 팔을 내려놓고 다시 데드리프트 동작으로 몸을 펴올린다.

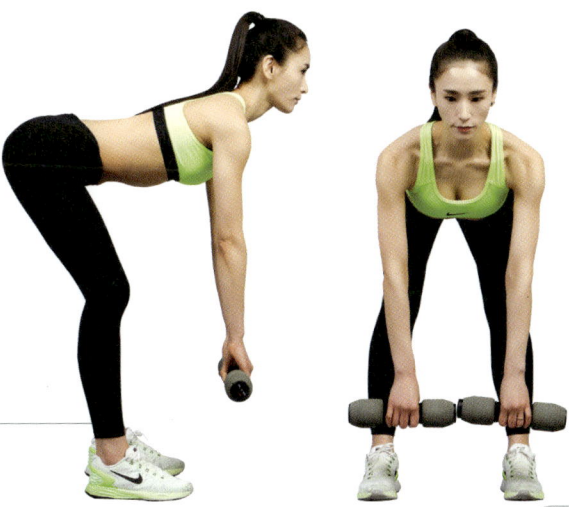

 ## 스윙

 꾸 언니의 한마디
자세가 좋지 않아 어깨와 목, 허리 통증 때문에 평소 숙면을 취하기 힘들었다. 잘못된 자세로 인한 신체 불균형 때문에 운동 초기 무척 애 먹었는데, 자세가 제대로 나오기 시작하면서 허리와 골반, 엉덩이 등 하체에 근육이 잡히면서 통증이 완전 사라졌다.

 양발을 어깨 너비의 두 배 정도 너비로 벌린 상태에서 가방을 잡고 선다.

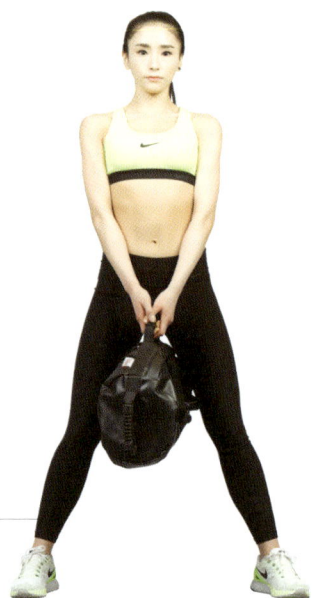
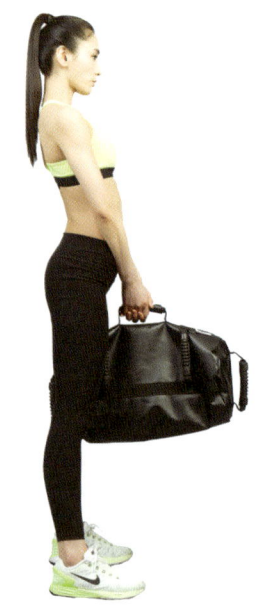

② 앞뒤로 반동을 주며 가방을 높이 던진다.

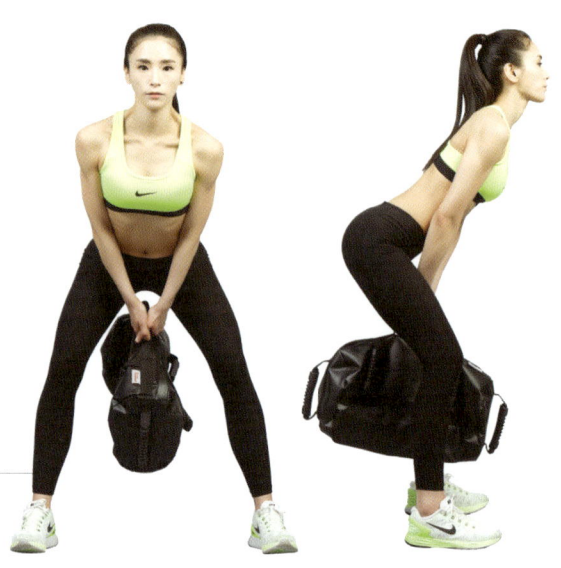

경험의 노하우
허리는 항상 곧게 펴져 있어야 하며 골반의 앞뒤 상하 반동을 고르게 쓰는 것이 중요하다. 한순간이라도 긴장을 풀게 되면 앞으로 날아가거나 뒤로 넘어가는 일이 생긴다. 늘 긴장 상태로 운동하자.

③ 몸이 완전히 펴지고 가방이 공중에 살짝 떠있다는 느낌이 들 때 힘을 순간 빼준다.

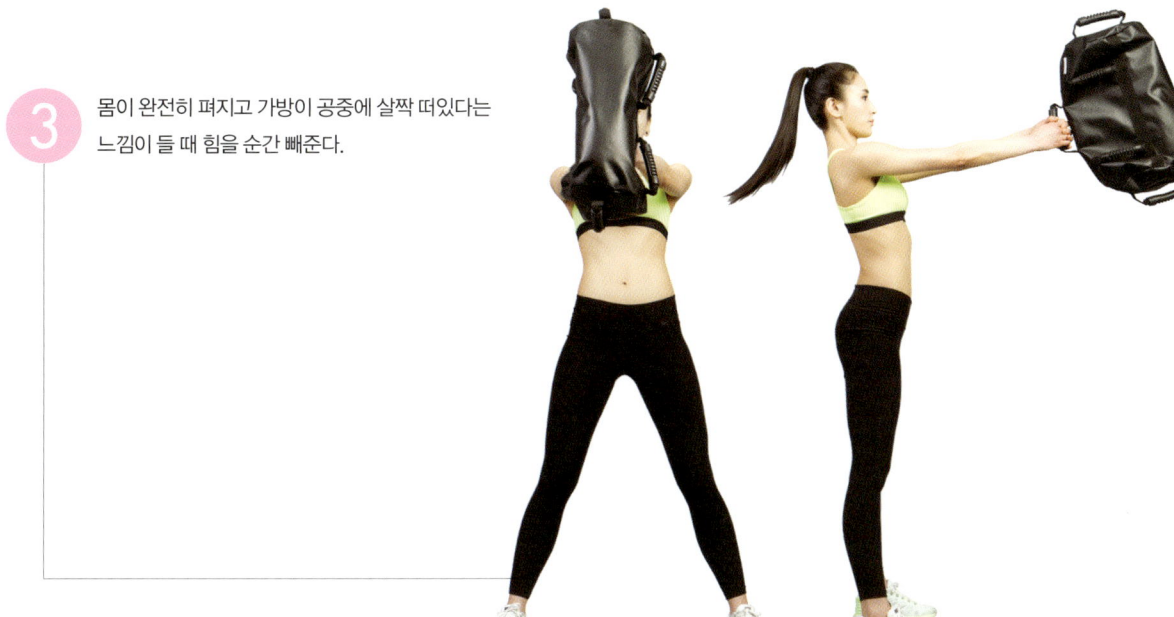

④ 양팔이 골반에 닿기 직전 멈춘 상태에서 반동을 이용해서 가방을 스윙한다.

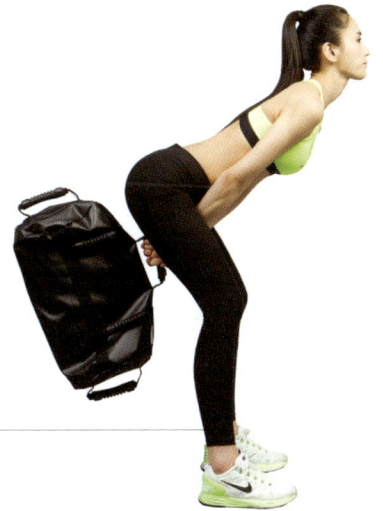

04 굿모닝 엑서사이즈

1 맨몸 또는 본인이 감당할 수 있는 정도의 무게를 담은 가방을 메고 선다.

2 앞으로 인사하듯이 무릎은 살짝 구부리고 엉덩이를 중심으로 허리가 1자가 되도록 숙인다.

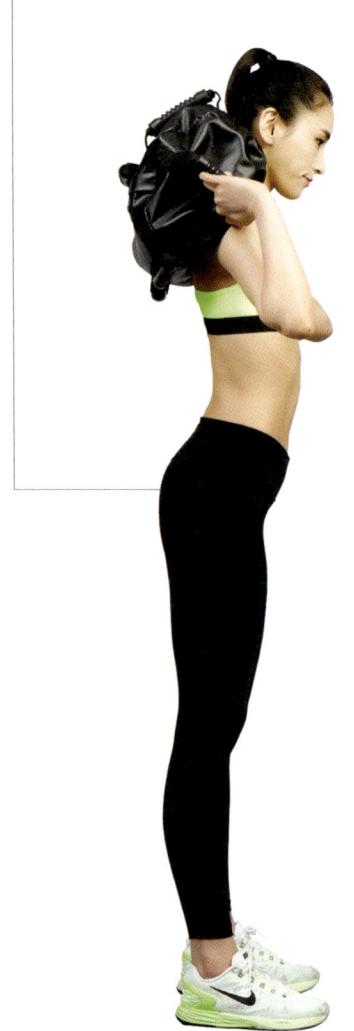

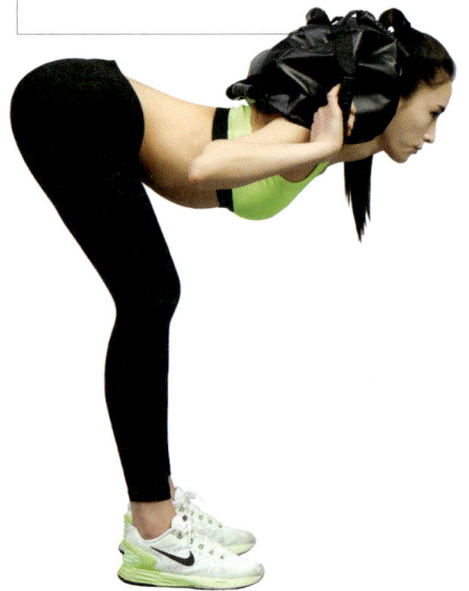

경험의 노하우
허리를 역으로 말아준다는 느낌으로 가슴과 아랫배를 앞으로 쭉내민 상태로 숙여준다. 허리를 1자가 아닌 역으로 아치가 되도록 마는 느낌으로 하라고 설명하는 이유는 허리를 역으로 말라고 가르쳐도 1자가 될까 말까 하기 때문이다.

3 다시 차렷 상태로 올라온다.

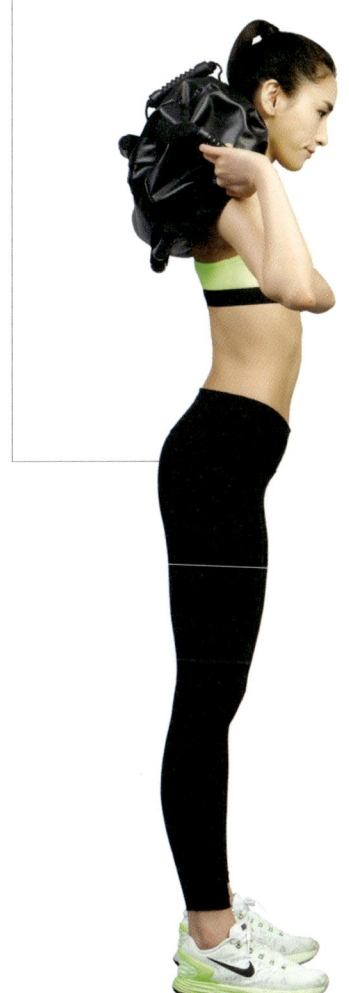

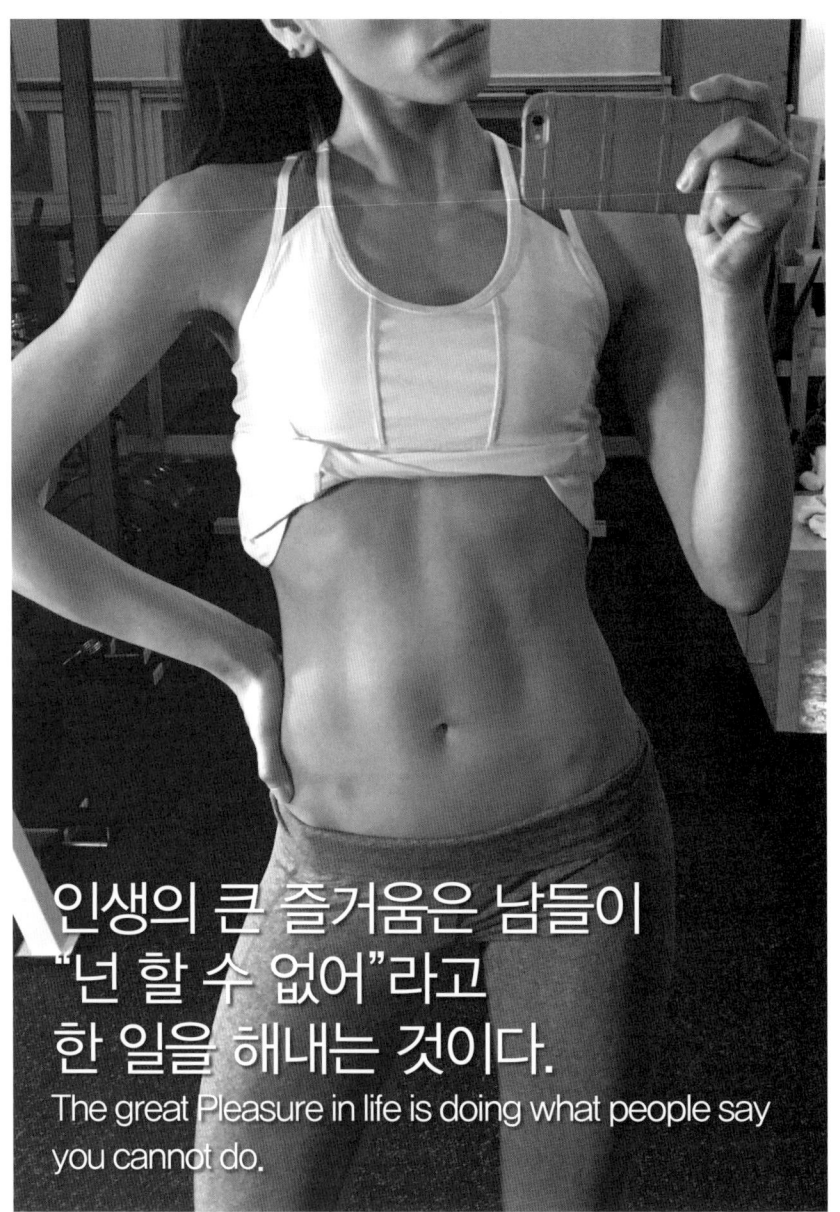

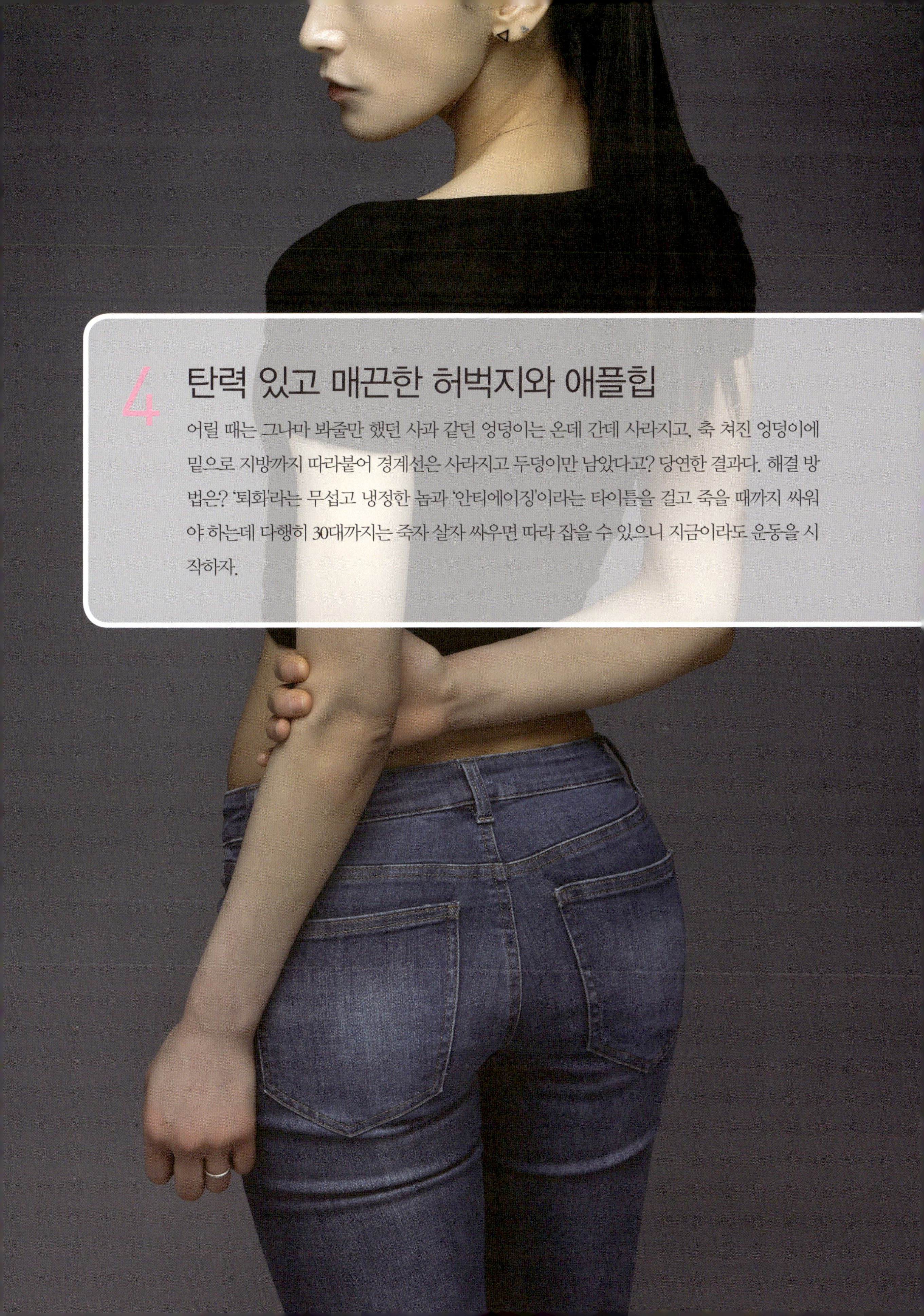

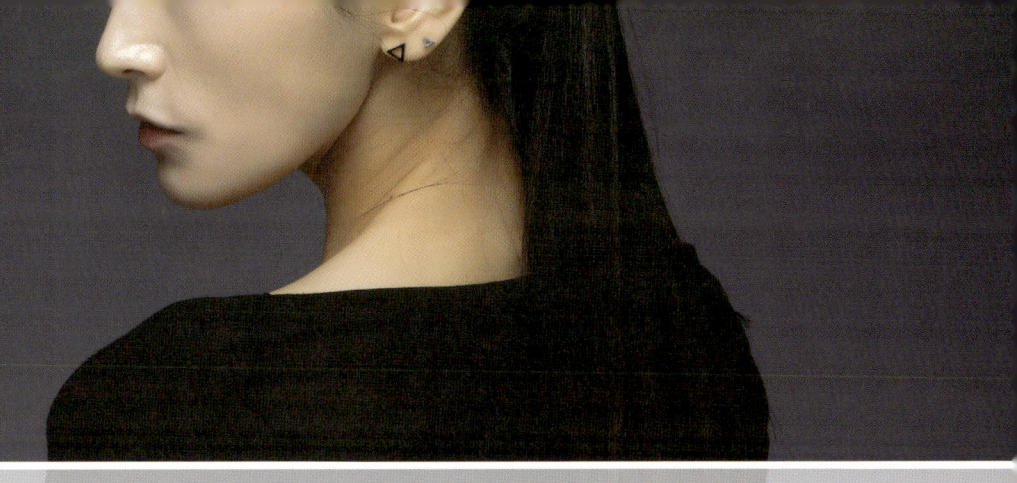

4 탄력 있고 매끈한 허벅지와 애플힙

어릴 때는 그나마 봐줄만 했던 사과 같던 엉덩이는 온데 간데 사라지고, 축 쳐진 엉덩이에 밑으로 지방까지 따라붙어 경계선은 사라지고 두덩이만 남았다고? 당연한 결과다. 해결 방법은? '퇴화'라는 무섭고 냉정한 놈과 '안티에이징'이라는 타이틀을 걸고 죽을 때까지 싸워야 하는데 다행히 30대까지는 죽자 살자 싸우면 따라 잡을 수 있으니 지금이라도 운동을 시작하자.

미니 에어 스쿼트

1 풀 스쿼트 자세로 멈춘다.

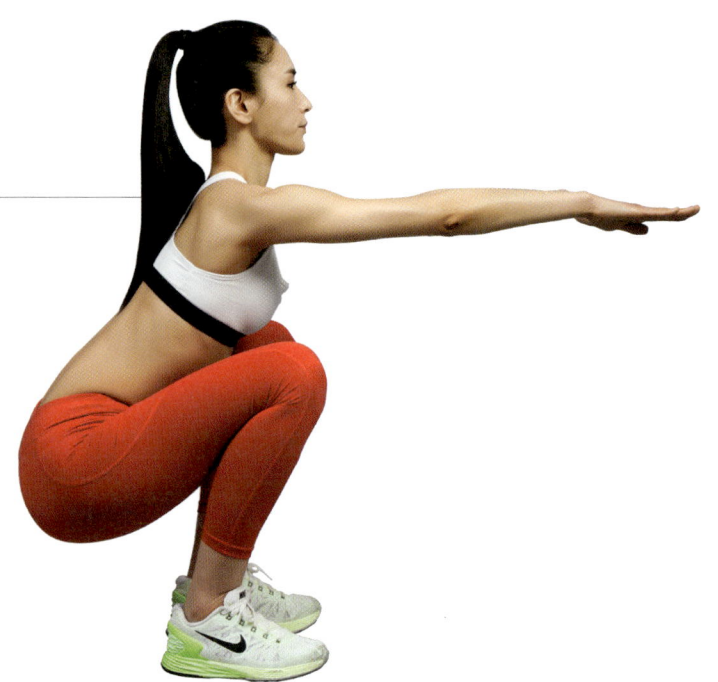

경험의 노하우
하다 보면 분명히 힘이 드는 포인트에서 상체가 앞으로 쏠릴 것이다. 이를 주의하면서 상체를 고정하고 골반만 약 30cm 정도 오르내려야만 운동 효과가 극대화 된다.

2. 밀어올리면서 가장 힘든 지점에서 멈추고 내려가는 동작을 반복한다.

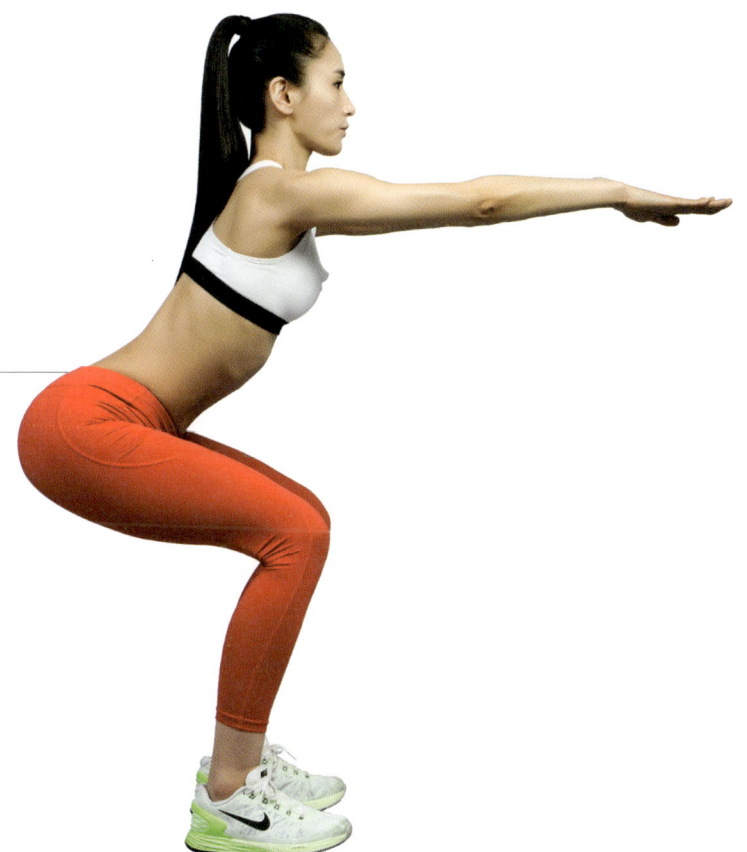

02 점프 스쿼트

★★★

꾸 언니의 한마디

내가 경험한 맨몸 운동 중 가장 힘든 베스트3 안에 드는 운동이다. DeSLun Basic을 충분히 마스터하고 어느 정도 체력과 근력이 생겼다고 자신했지만 처음 할 때는 10개도 못하고 주저앉았다. 동작을 끝내고도 몇 초간 지속되는 허벅지의 고통은 정말…. 지금은 한 번에 50개 정도 할 수 있지만 여전히 할 때마다 죽을 것 같은 건 마찬가지이다. 하지만 힘든 만큼 이만한 힙업 운동은 없다고 생각한다.

1 양발을 어깨 너비만큼 벌리고 선다.

2 풀 스쿼트 자세를 취한다.

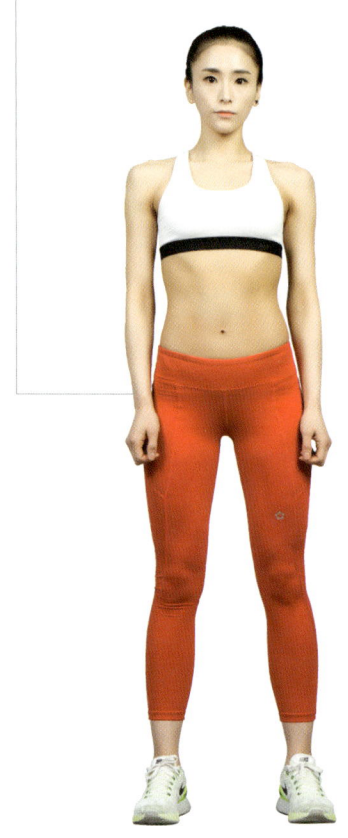
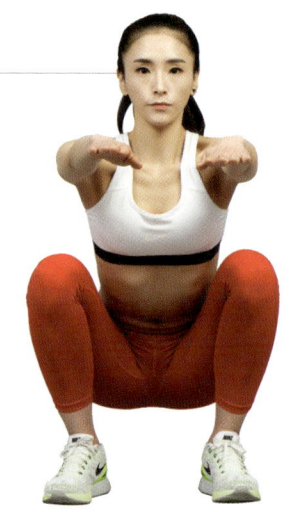

경험의 노하우
점프를 했다가 우뚝 서서 다시 내려가고 있을 것이다. 그렇게 되면 운동 효과는 반으로 줄어든다. 점프를 했다가 바로 다시 첫 번째 앉아 있는 구분 동작으로 떨어져야 그것을 받아낼 때 운동 효과가 올라간다고 보면 된다.

3 일어서는 동작에서 몸을 쫙 펴주며 10cm 정도 점프한다.

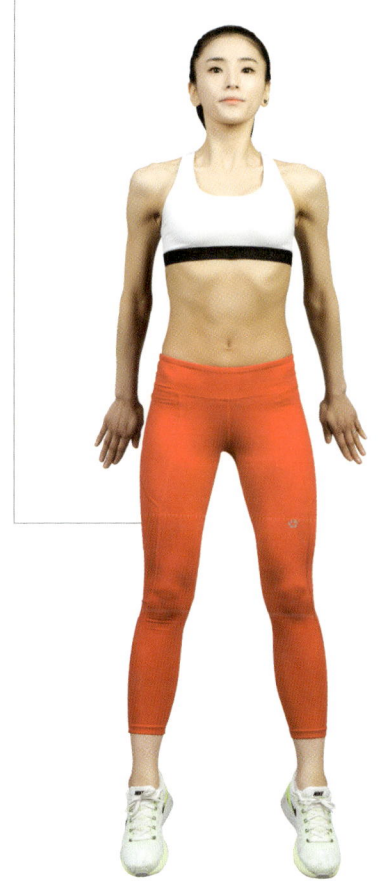

 다시 2번 자세로 넘어간다.

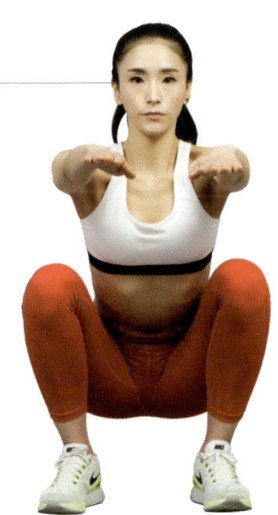

03 체어 런지

1 의자 위에 올린 발의 무릎 각도가 90도가 되도록 양발 간격을 잡는다.

2 앞쪽 허벅지와 엉덩이의 힘으로 올라선다.

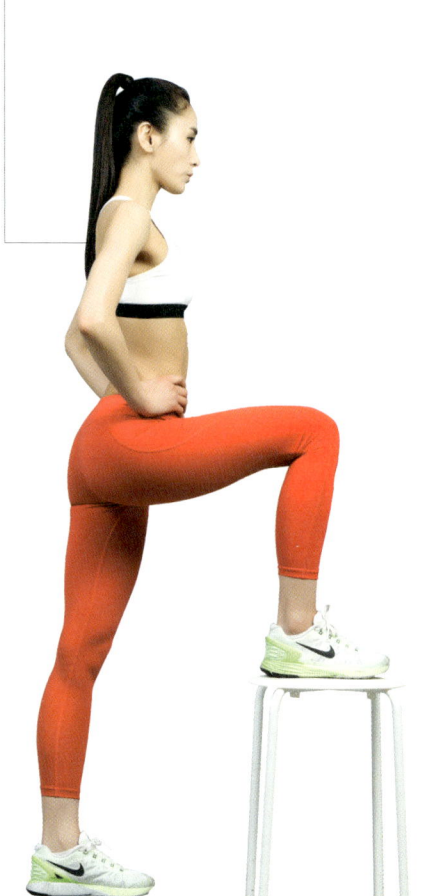
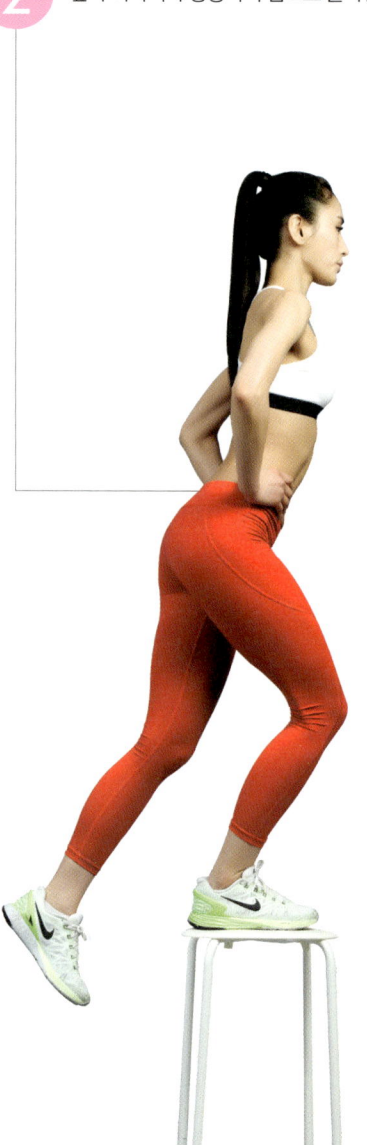

경험의 노하우
의자에서 내려올 때 뒷발이 의자 바로 옆으로 떨어지면 무릎에 무리가 갈 수 있으며, 앞발의 운동 효과도 떨어진다. 뒷발이 최대한 천천히 정확한 위치에 내려와야 무릎에 무리가 없으며 엉덩이에 제대로 자극을 줄 수 있다.

 천천히 내려오며 1번 자세의 위치로 뒷발을 내려놓는다.

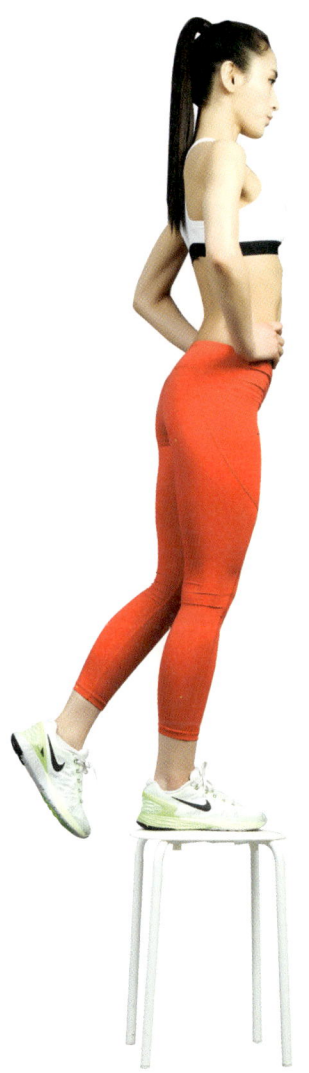
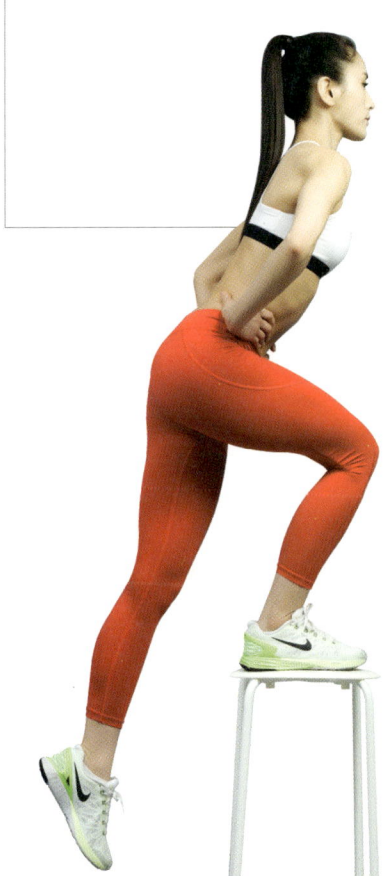

04 사이드 런지

1. 다리를 곧게 펴고 양발은 너무 불편하지 않을 만큼 벌리고 선다.

2. 한쪽 다리는 곧게 편 상태를 유지하고 한쪽 다리로 런지를 한다.

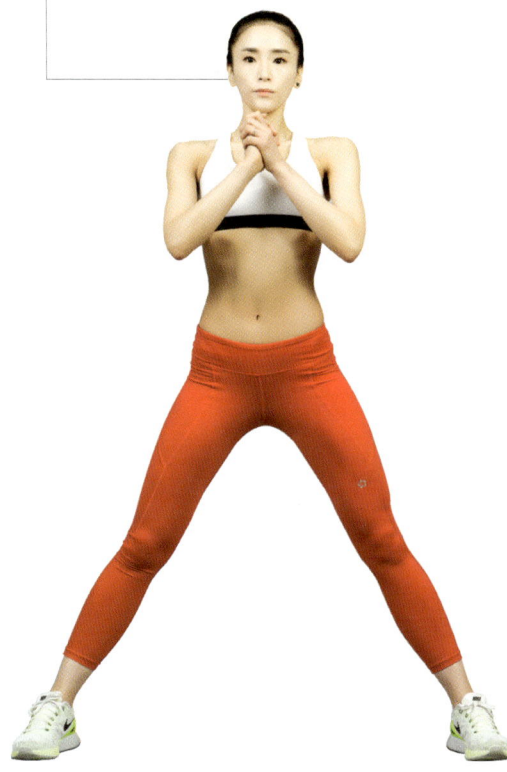
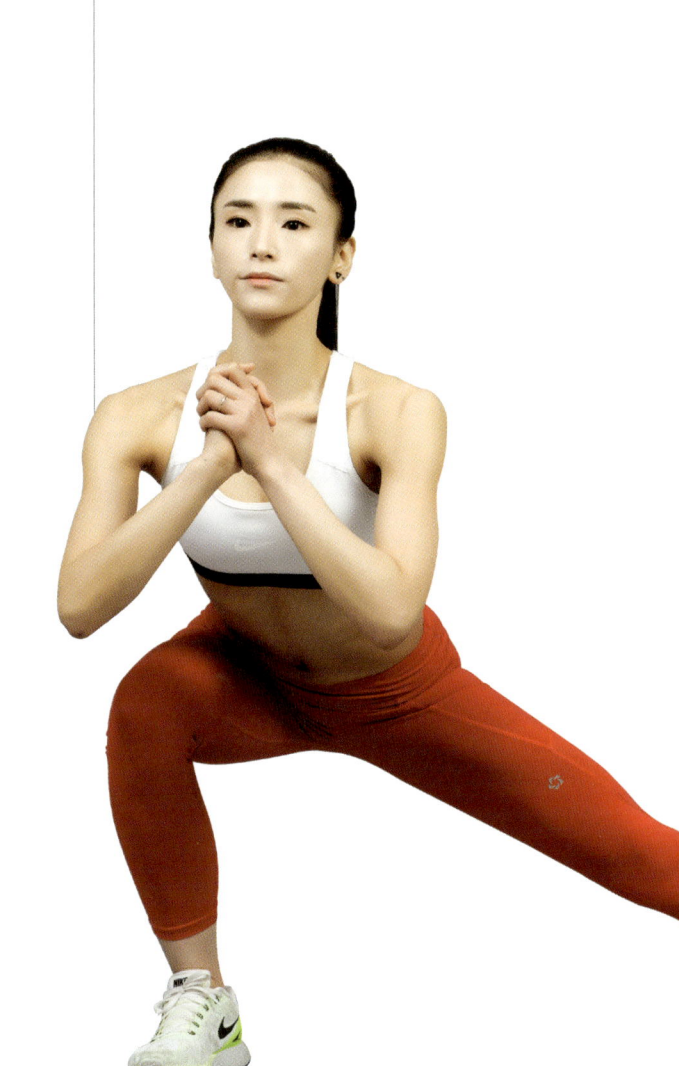

경험의 노하우
구부리는 쪽 다리는 무릎이 정면을 향해야 한다. 대부분 처음할 때 구부리는 다리의 무릎이 정면이 아닌 옆을 바라보는 경우가 많은데 무릎이 정면을 바라보도록 구부리는 것이 힘들다면 스쿼트와 런지로 힘을 더 키워주는 것이 좋다.

3 다시 일어서며 반대쪽으로 내려간다.

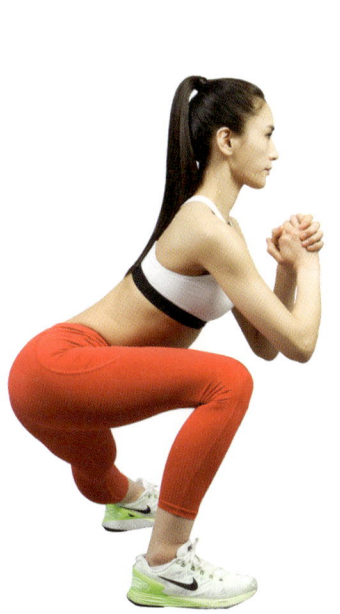
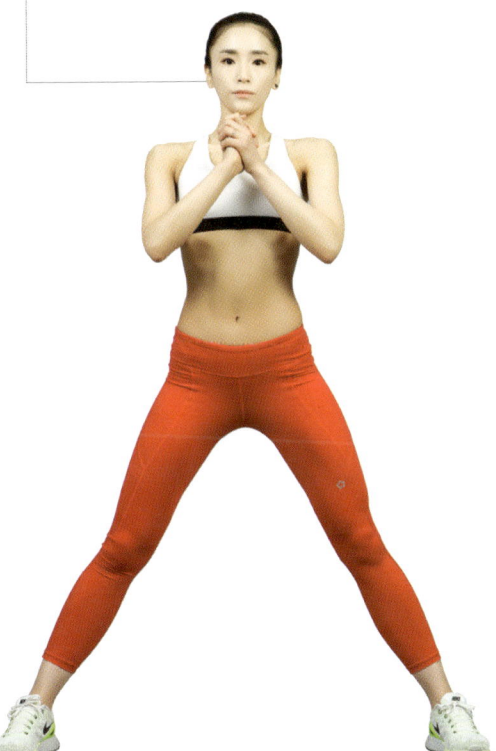
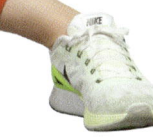

05 브릿지

꾸 언니의 한마디
간단한 동작 대비 효과가 좋아 집에서도 수시로 하는 운동이다. 힙업뿐 아니라 스트레칭 효과도 있어 전체적으로 개운해지는 것을 느낄 수 있다. 허리와 엉덩이를 쥐어 짜듯이 천천히 하는 것이 요령이라면 요령으로 운동 후에 잠시 동안 엉덩이에 쥐난 느낌이 오는데 운동을 제대로 했을 때 오는 신호이다.

1 바닥에 누워서 무릎을 접어 당긴다.

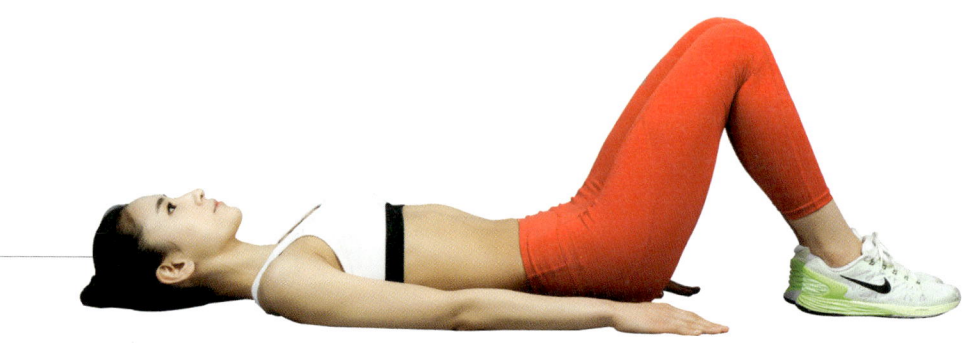

경험의 노하우
자세가 익숙해지면 의자를 이용해서 난이도를 높여도 좋다. 백 익스텐션과 마찬가지로 동작이 쉬워 보이는 만큼, 정확한 자세와 서두르지 않고 천천히 집중해서 운동해야만 효과를 볼 수 있다.

② 팔을 편하게 옆구리 옆에 붙여서 뻗고 배를 천천히 들어올려 최대한 위로 올라간다.

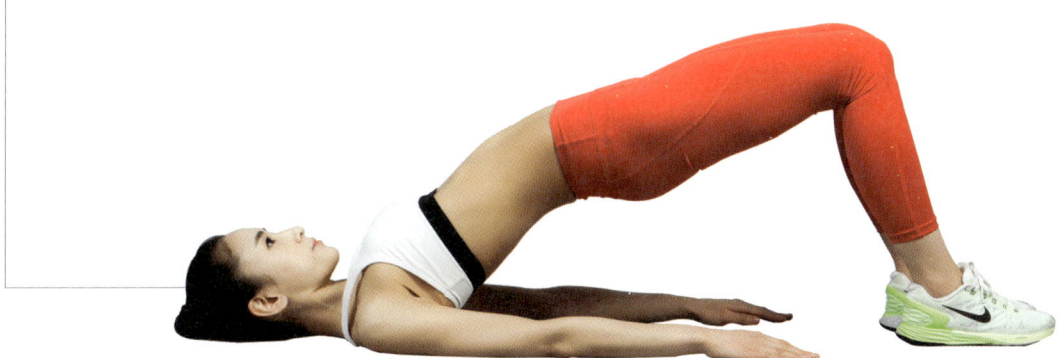

③ 잠시 멈추어서 버티다가 천천히 바닥에 허리가 닿기 직전까지 내려갔다가 다시 올라간다.

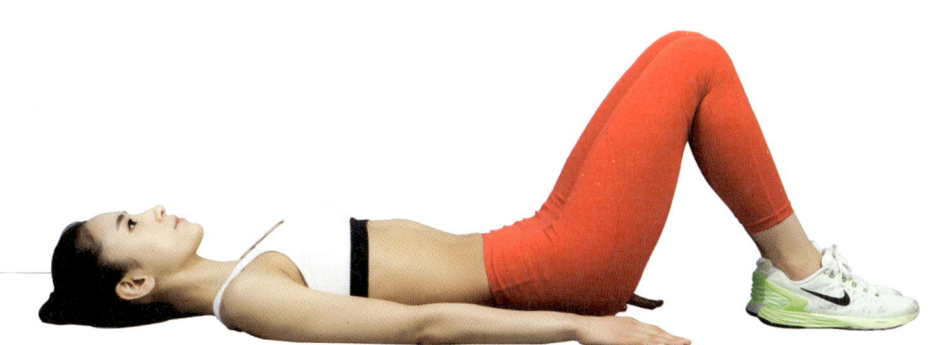

꾸 언니가 실제로 자주하는
생활 속 틈새운동

내가 실제로 자주하는 틈새운동이다. 잠깐잠깐 하는 운동이지만 티끌 모아 태산이라 생각한다.
아무것도 하지 않는 것보다 몸을 계속 움직여주는 습관을 기르자.

❶ 설거지할 때 뒤로 다리 차기

❷ 이 닦으면서 스쿼트(한두 개씩 늘려가다 보면 100개도 거뜬히)

❸ 물건을 주울 때 무릎 굽히지 않고 다리 뒤쪽 스트레칭 해주기

❹ 에스컬레이터 탈 때도 발을 앞쪽에만 걸어 종아리 스트레칭 해주기

❺ 샤워할 때 거품으로 다리 마사지 해주기

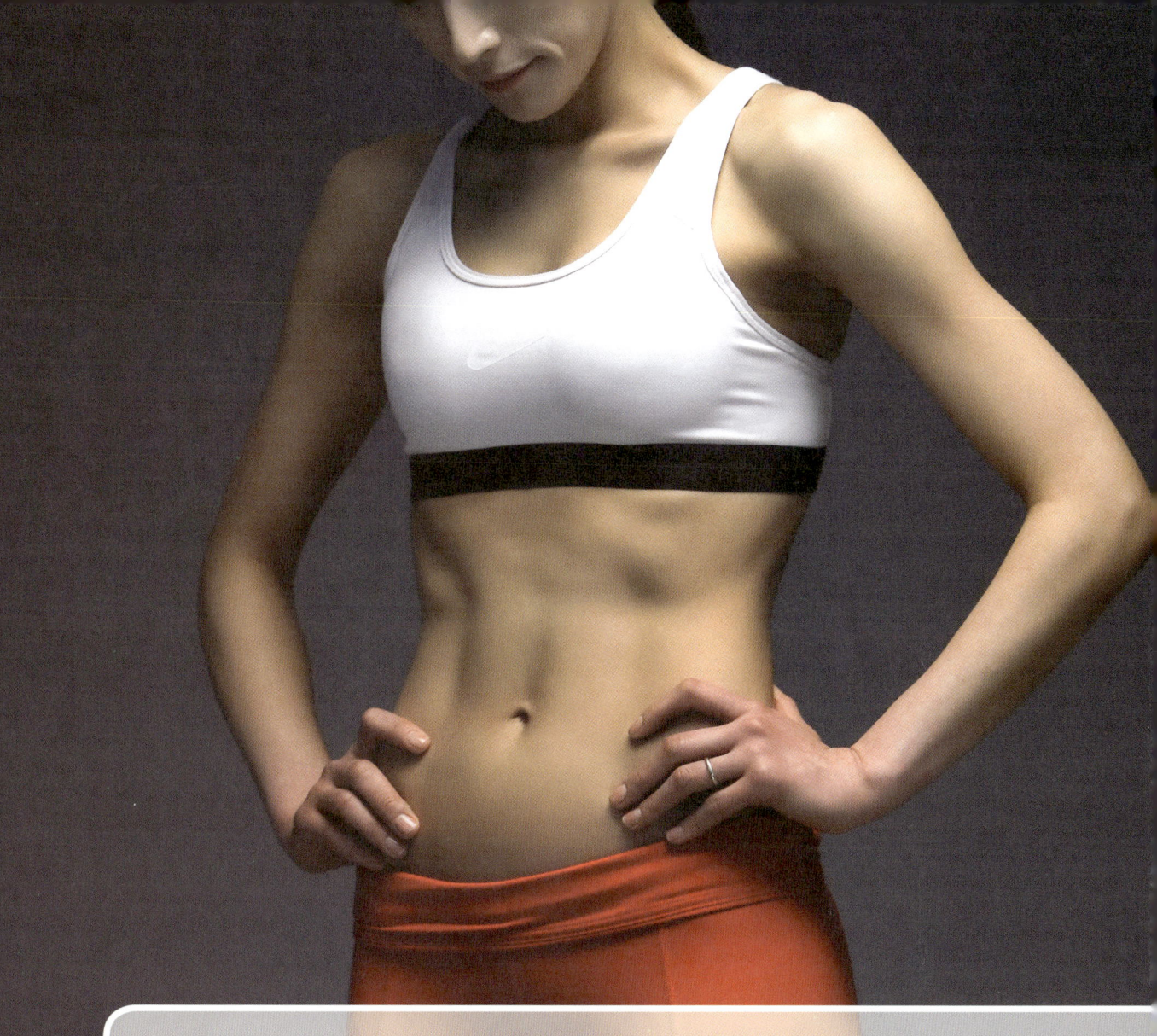

5 뱃살을 빛나는 11자 복근으로

지금 설명할 운동은 뱃살을 빼야 한다는 전제 하에 해야 하는 운동들이다. 다시 한 번 이야기하지만 복근 운동으로 복근을 볼 수 있는 것은 절대 아니다! 적어도 3개월 정도 음식 조절을 잘 했을 때 살짝 윤곽 정도 볼 수 있다. 꾸준히 지금부터 설명할 운동들을 같이 한다면 더 예쁘게 자리 잡은 섹시한 복근을 볼 수 있을 것이다.

윗몸 일으키기

1 바닥에 누워서 다리를 접고 양손은 귀 옆에 위치시킨다.

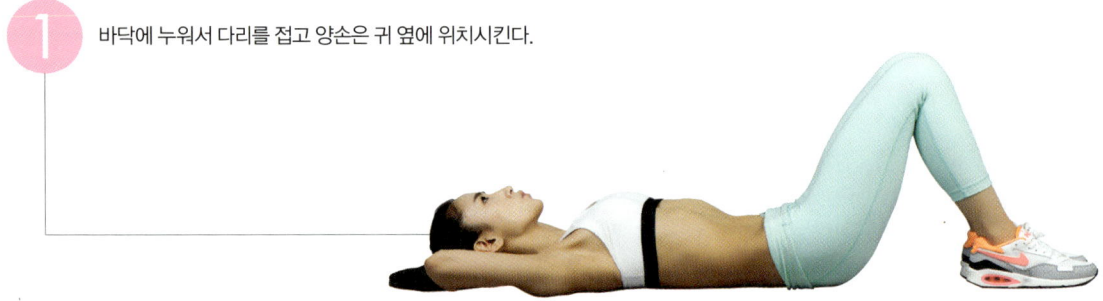

2 숨을 내뱉으며 복근의 힘으로 상체를 들어올린다.

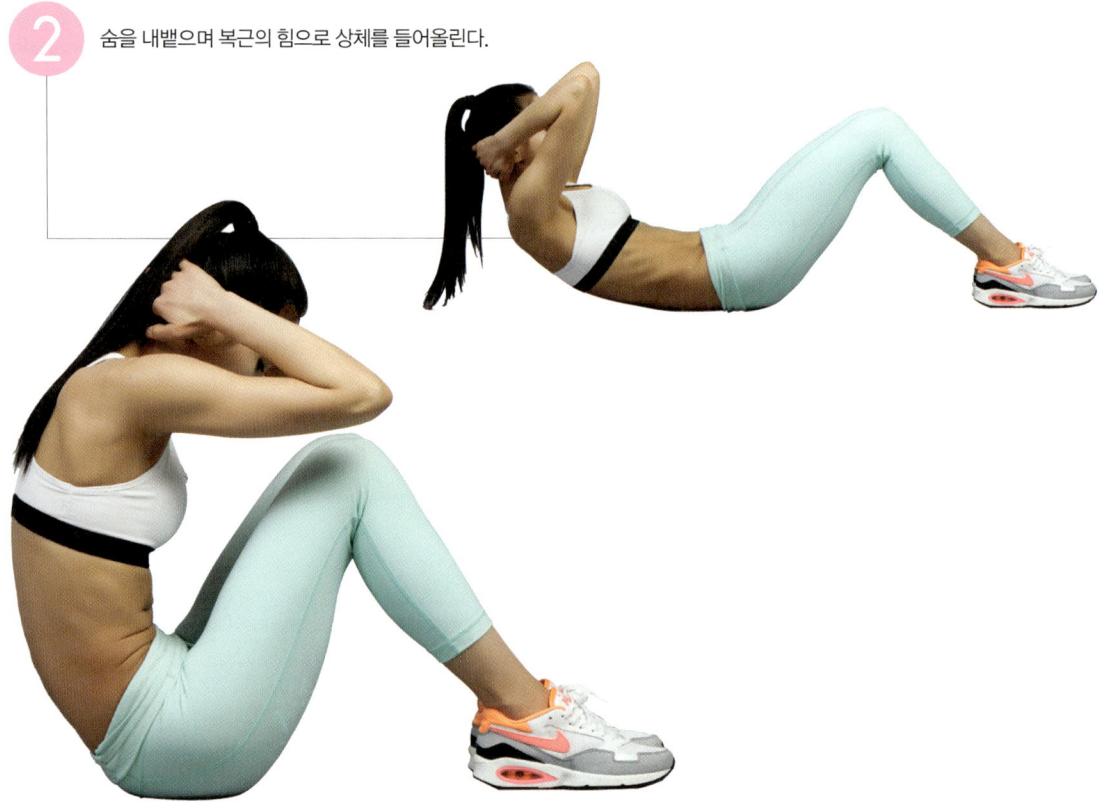

경험의 노하우

윗몸 일으키기가 허리에 안 좋다는 말이 있다. 허리 통증의 주된 요인을 보면 복근과 척추 기립근의 근력 부족인 경우가 많다. 처음에는 통증이 있겠지만 어느 정도 복근과 척추 기립근이 생기면서 튼튼한 근육들이 척추를 감싸 안아주면 통증이 사라지는 경우가 대부분이다. 우리가 하고자 하는 윗몸 일으키기는 시간 안에 많이 하는 것이 아니다. 오직 복근의 힘으로 크런치보다 상체를 높이 들어올리는 것이 목표이다. 힘들다고 반동을 사용하면 운동 효과도 떨어지고 부상 위험도 있다.

3 천천히 버티며 내려온다.

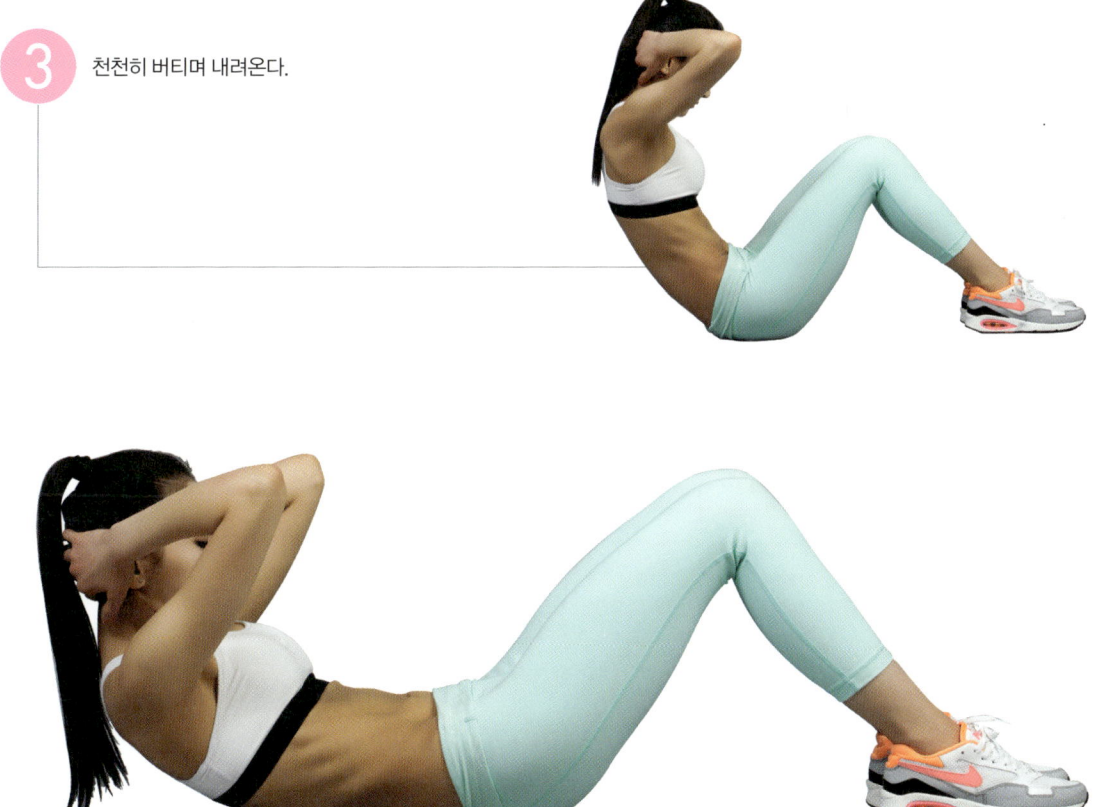

02 트위스트 크런치

1 바닥에 누워서 다리를 접고 양손은 귀 옆에 위치시킨다.

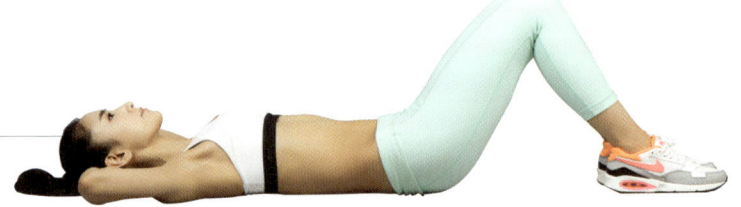

2 호흡을 한 번 크게 가져가면서 상체를 최대한 세운 상태에서 멈춘다.

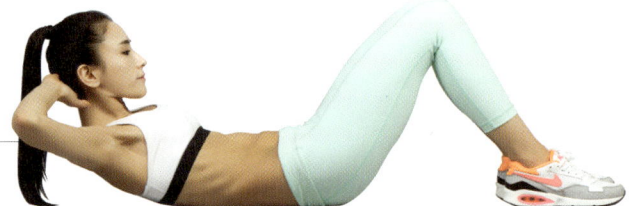

3 숨을 마시고 뱉으면서 왼쪽으로 허리를 돌린다.

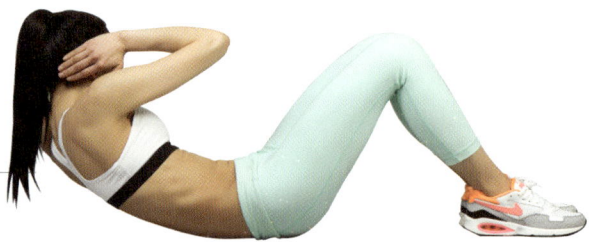

경험의 노하우
배가 너무 아프다고, 뜯겨 나갈 것만 같다고 많이 하소연 하는 운동이다. 아프면 뭐다? 그만큼 자극이 되고 있다는 뜻이다. 힘들 때까지는 노동, 힘들 때부터가 운동이라는 것을 명심하자. 힘들다고 대충 상체를 좌우로 휘두르고 끝나는 경우가 많다. 천천히 정확한 동작으로 해본다.

④ 숨을 마시며 가운데로 돌아온다.

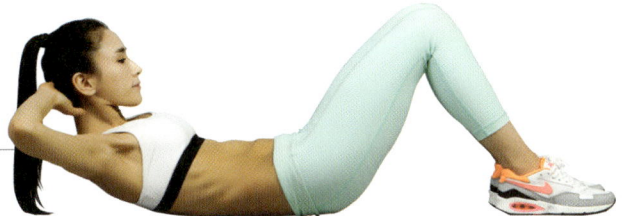

⑤ 숨을 내쉬며 오른쪽으로 허리를 돌린다.

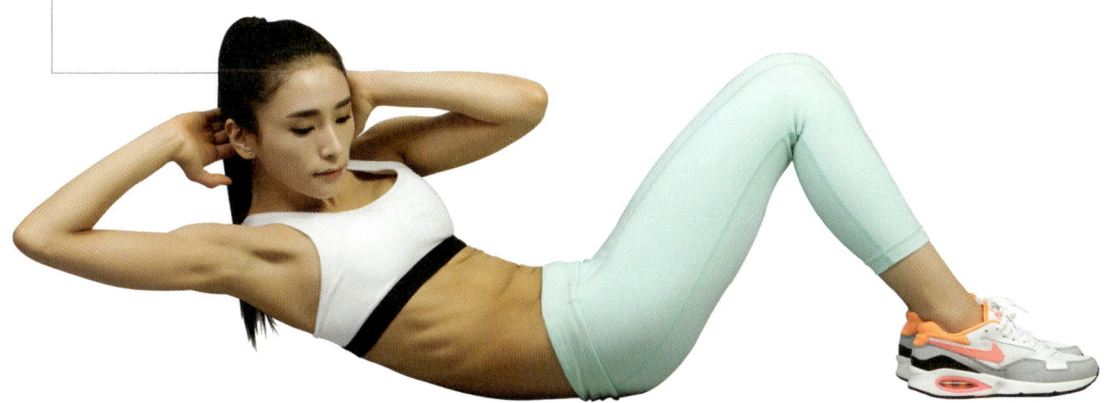

03 크런치 상태에서 레그레이즈

1 상체를 세워 크런치 동작의 올라온 상태를 만든다. 이때 다리는 바닥에 내려놓지 않는다. 내려놓으면 바로 휴식이 되기 때문이다.

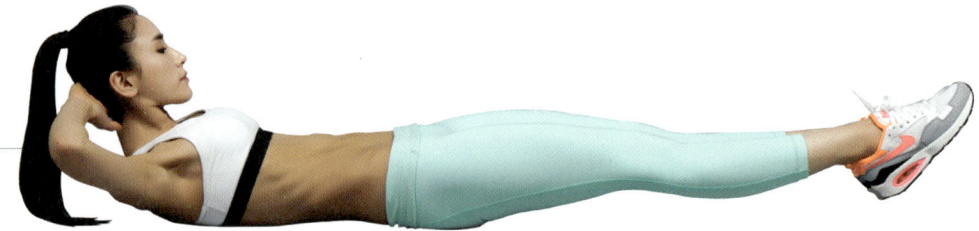

2 무릎과 발끝을 곧게 펴고 상하체가 90도가 될 때까지 다리를 들어올린다.

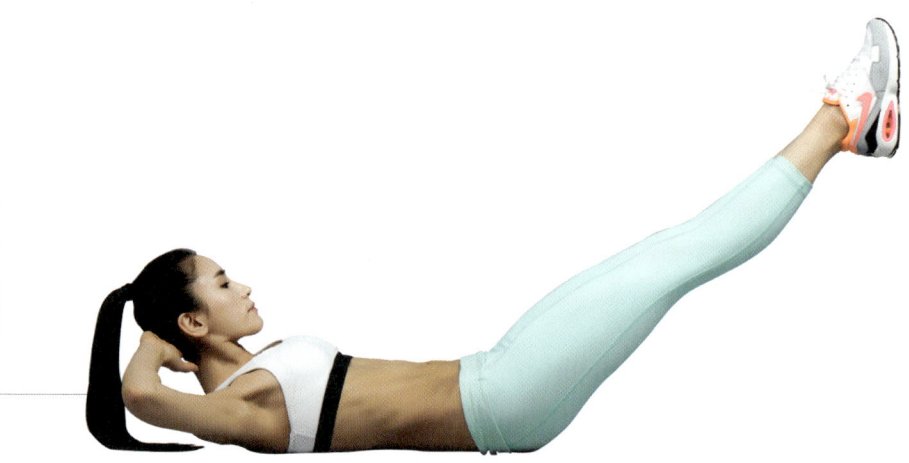

경험의 노하우
허리가 바닥에서 뜨지 않아 여느 운동보다 더 강하고 더 정확한 자극을 받을 수 있는 운동으로, 다리를 천천히 내려야 상체가 움직이지 않는다. 상체의 반동이 없어야 제대로 된 운동 효과를 볼 수 있다.

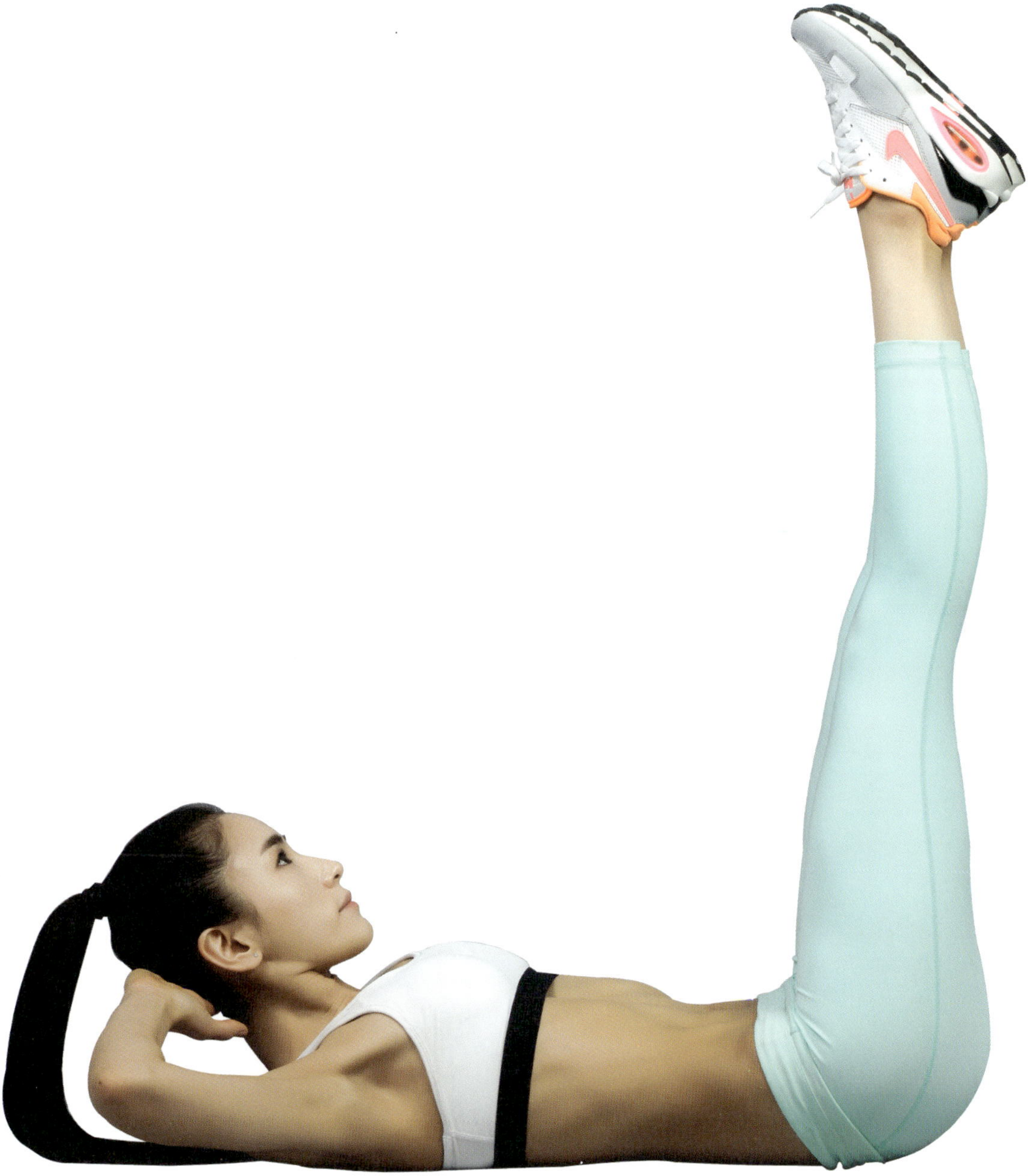

04 다리 세우고 크런치

꾸 언니의 한마디

운동을 배우면서 처음에는 '복근 운동인데 왜 허리가 아파? 제대로 하고 있는 게 맞나??' '정말 맞게 하고 있는 건가?' 하는 의심으로 가득했다. 나중에야 알았다. 안 쓰던 근육들을 움직이려고 하니 아픈 게 당연하다는 것을…. 하다 보면 알겠지만 점점 익숙해질 것이다. 통증은 금방 사라진다.

1 바닥에 누워서 엉덩이부터 발끝까지 일직선이 되도록 세운다.

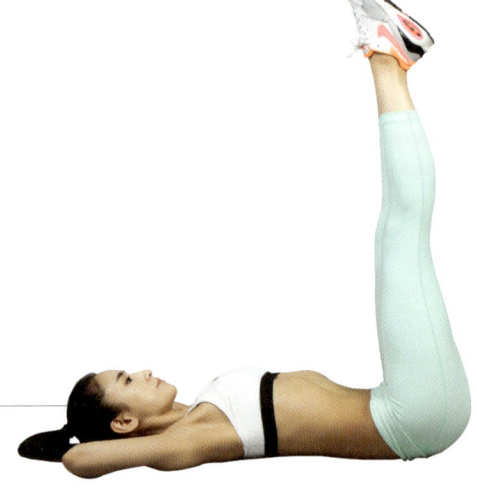

2 발끝을 향해 복근의 힘으로 최대한 상체를 세운다.

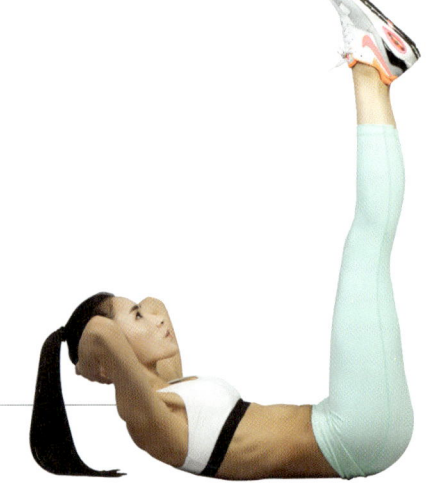

경험의 노하우
무릎이 구부러진다거나 다리가 버티지 못하고 앞뒤로 요동을 친다면 아직 복근에서 상하체를 따로 잡아주는 힘이 부족한 것이다. 크런치와 레그레이즈를 좀 더 열심히 하면서 힘을 더 키울 필요가 있다.

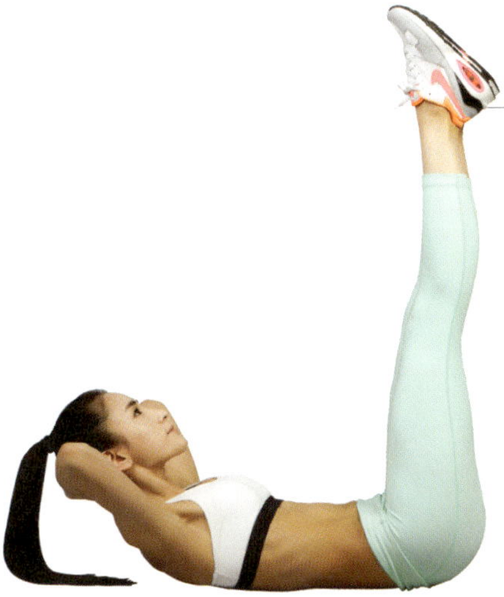

3 내려놓을 때에도 쿵하고 내려놓지 않고 천천히 버티며 내리고 다시 올라간다.

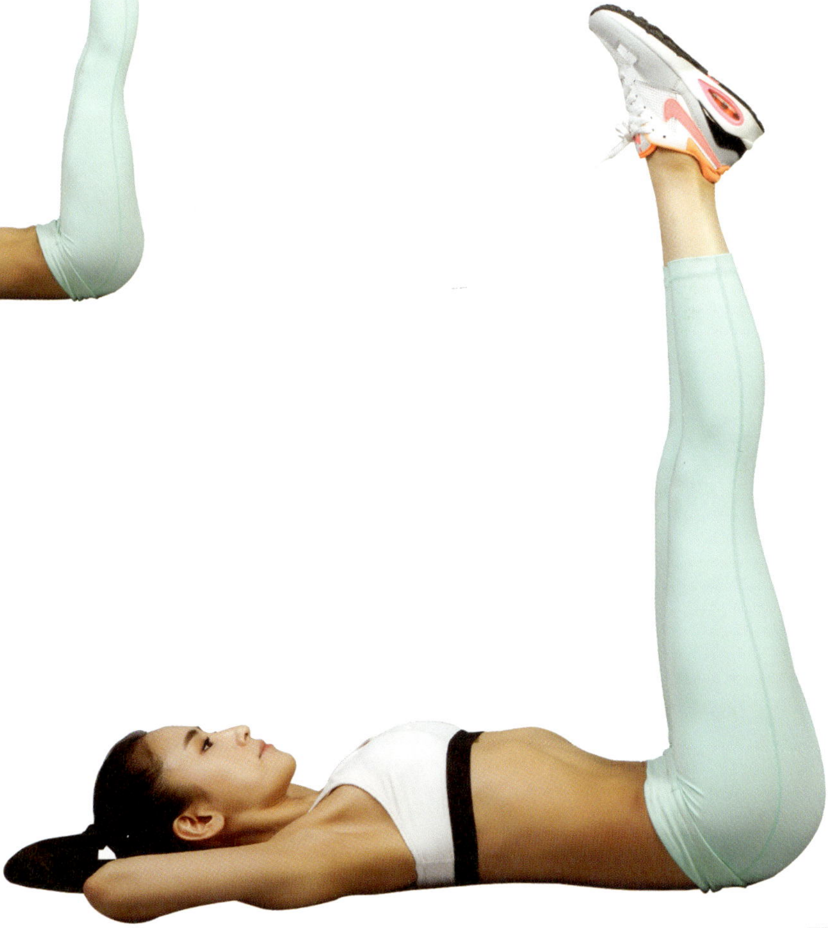

브이 업

난 그냥 레그레이즈랑 크런치 따로 하는 게 더 좋은데 자꾸 시킨다. 익숙하지 않은 동작이 힘들어 안 볼 땐 대충하고 했는데, "나 이 거 하기 싫어! 운동이 안되는 것 같아!" 라고 했더니 남편은 "네가 왜 브이 업이 하기 싫을까? 힘들어서 싫은 거겠지? 그러니까 계속 해. 할 수 있어!" 라고 딱 잘라버렸다. 이제와서 냉정하게 생각해보면 힘들어서 하기 싫은 거였는데 말이다. 지금은 어느 정도 자세가 나오지만 브이 업은 정말 하고 싶지 않은 운동이다.

1 바닥에 누워 팔다리를 모두 곧게 편 상태로 살짝 든다.

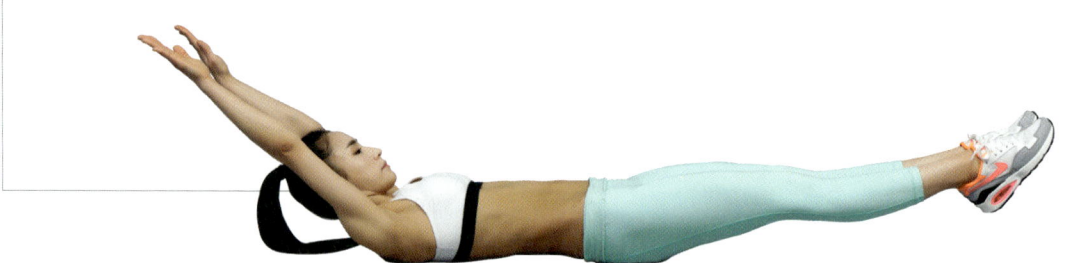

2 상체와 다리를 동시에 당겨 배꼽 부근에서 터치를 한다.

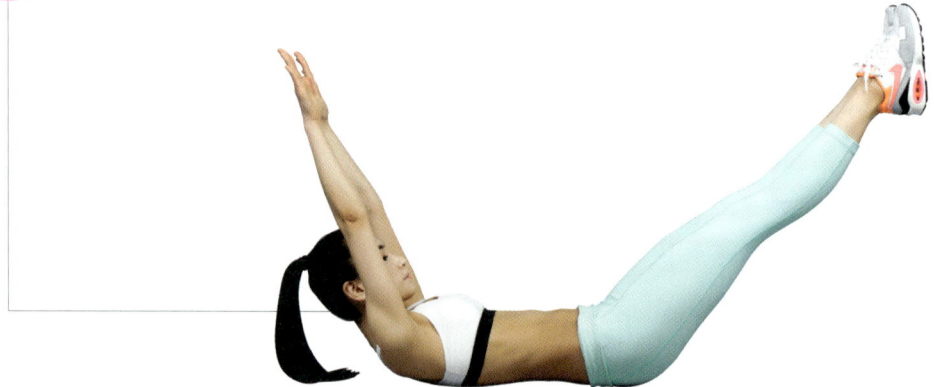

경험의 노하우
레그레이즈와 크런치를 반동없이 동시에 하기란 쉽지 않다. 하다 보면 다리는 제대로 올라오지만 상체는 팔과 목만 오고 가는 경우가 많다. 등 뒤의 날개뼈가 바닥에서 떨어질 때까지 상체를 세우려고 노력하자.

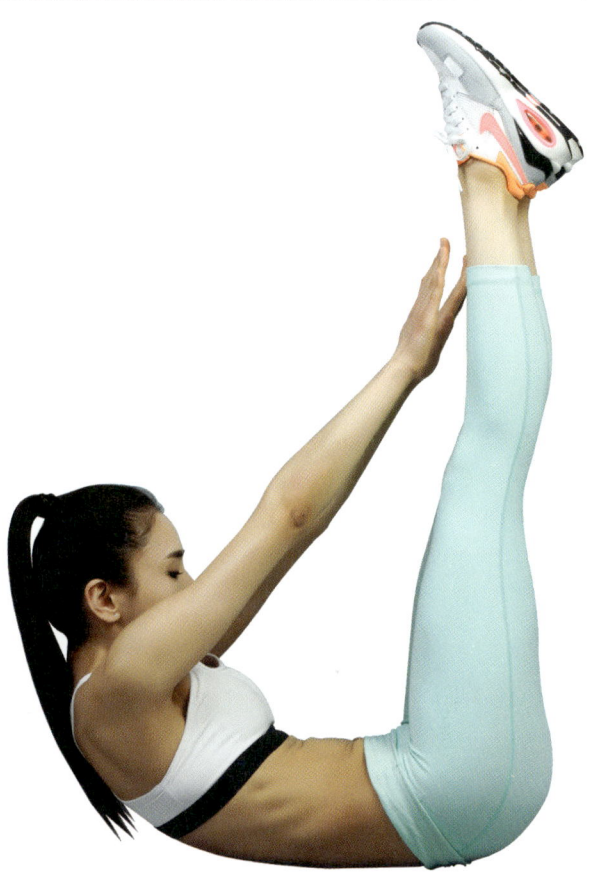

3 상체와 다리를 내린다. 이때 팔과 다리를 바닥에 내려놓지 않는다.

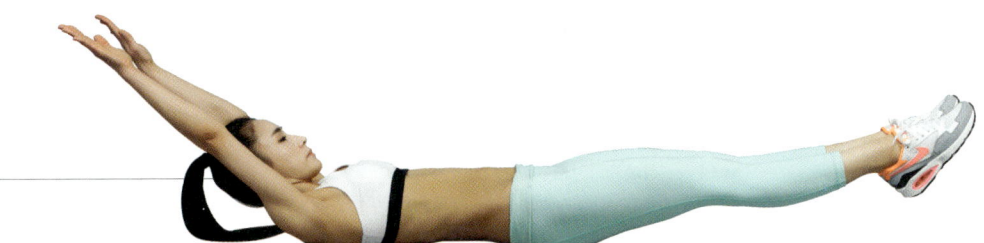

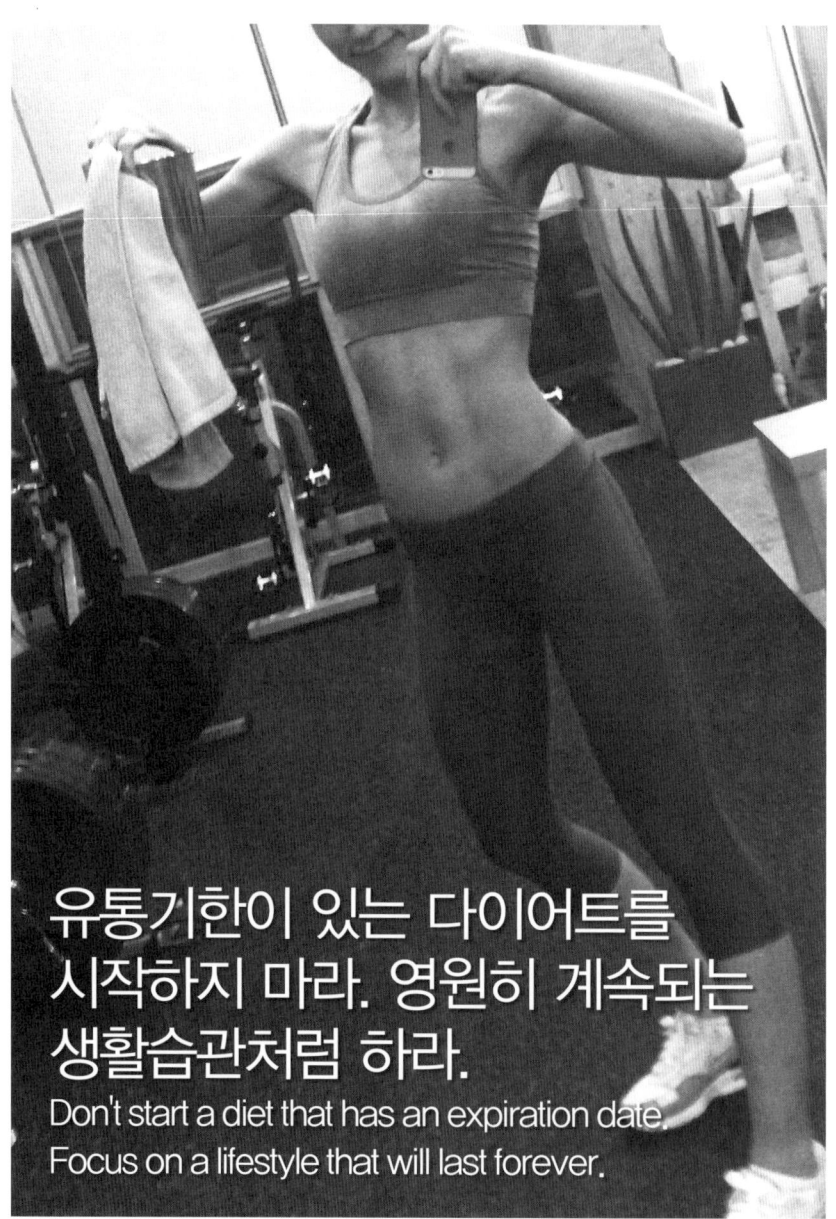

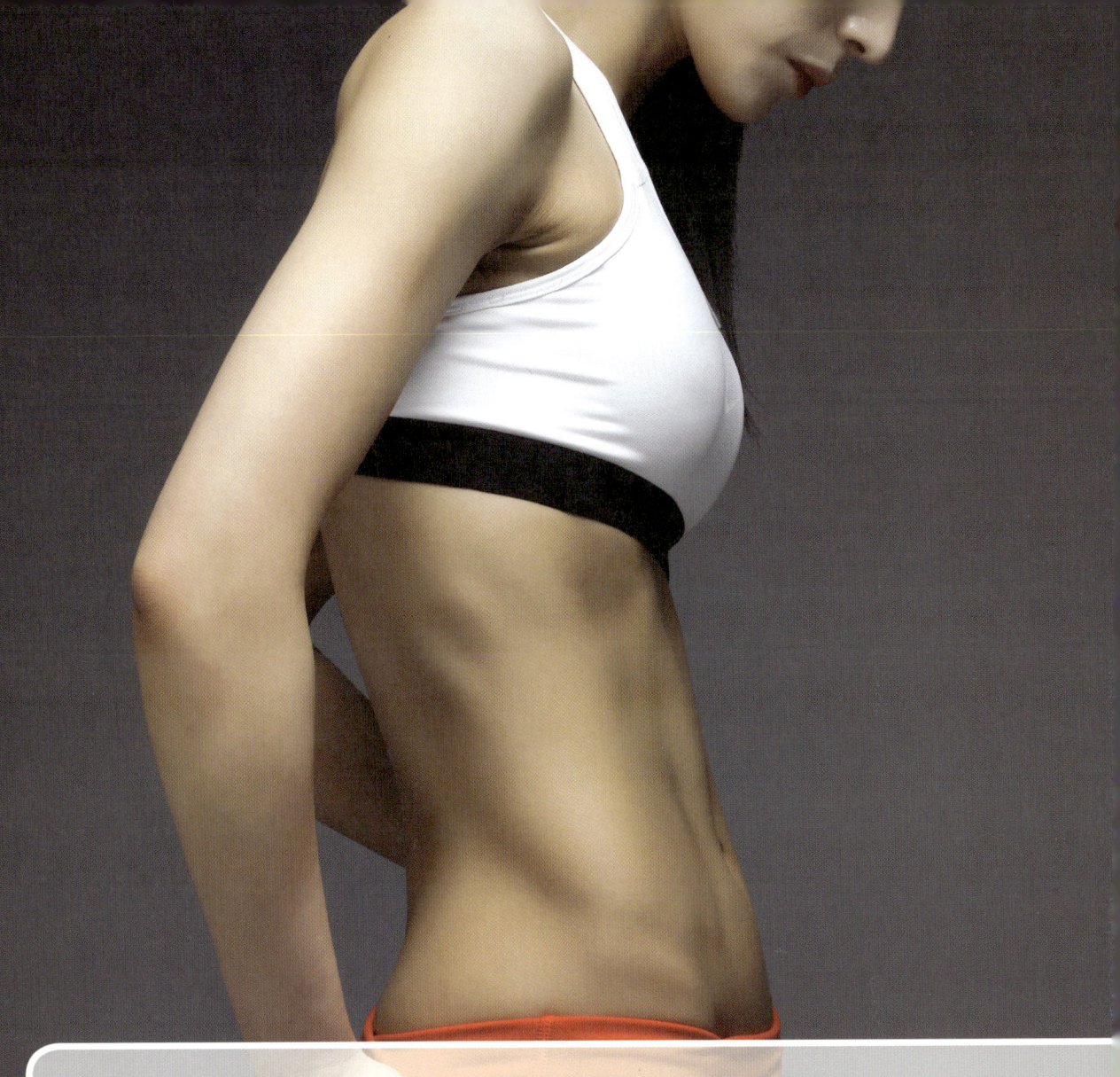

6 S라인의 핵심 코어 & 허리

"나는 측만이 있어. 늘 허리가 아파서 운동하면 안 돼.", "난 몸에 중심이 안 맞아서 남들보다 운동하기가 힘들어." 등등 여러 가지 핑계들을 대며 운동을 하지 않았던 당신! 대한민국 성인 100명 중 운 좋게 타고난 1명을 제외한 99명은 다들 조금씩의 측만은 가지고 있다. 수술을 할 정도의 심각한 상태가 아니라면 코어 운동으로 교정할 수 있다. 뿐만 아니라 코어 운동은 상하체 모든 운동을 가능하게 해 우리 몸의 중심을 잡아 주고 S라인의 핵심인 허리라인을 만들어 주기도 한다. 이 마법 같은 운동을 지금부터 배워 보자.

01 원 레그 데드리프트

1 한발을 뒤로 뺀 다음, 호흡을 가다듬으며 중심을 잡는다.

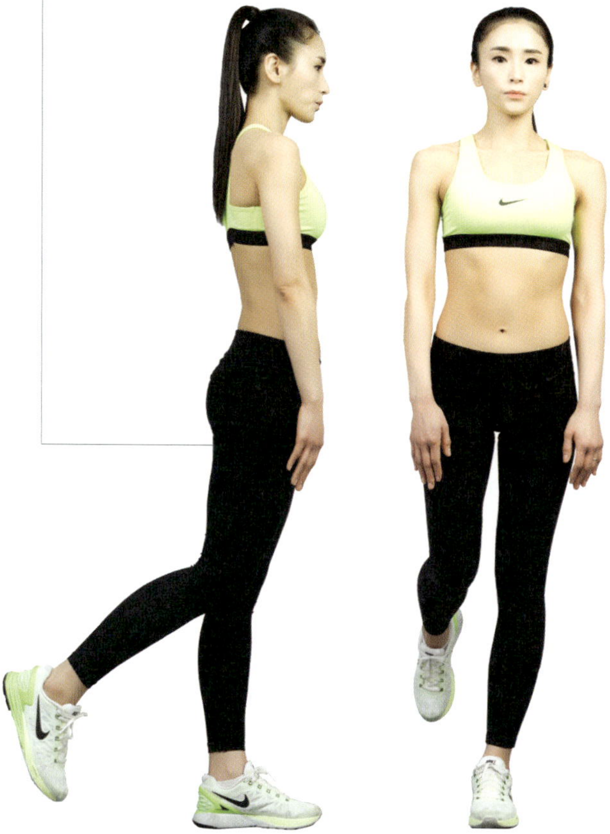

2 데드리프트로 내려간다

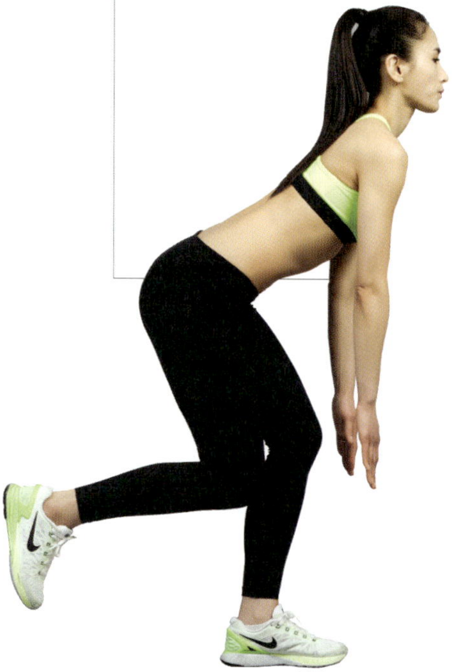

경험의 노하우

숨을 한 번에 내쉬면 빠르게 움직이게 되고, 숨을 참으며 조금씩 뱉으면 천천히 움직이게 된다. 내려갈 때 조금씩 마시고 올라올 때 조금씩 뱉는다.

③ 이때 허리는 데드리프트 때와 동일하게 1자로 펴야 한다.

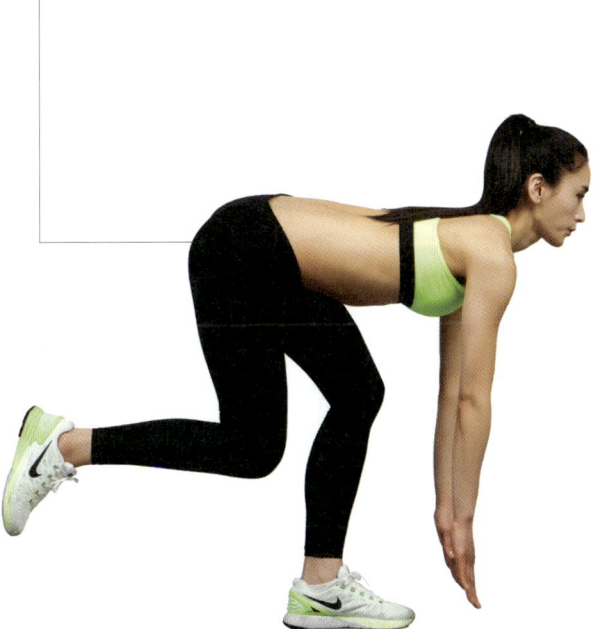

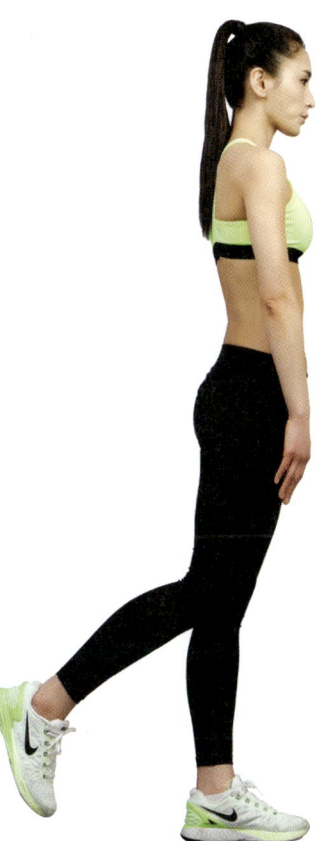

02 플랭크

LV1 ● 팔펴고 플랭크★

1. 푸시업 자세로 버틴다.

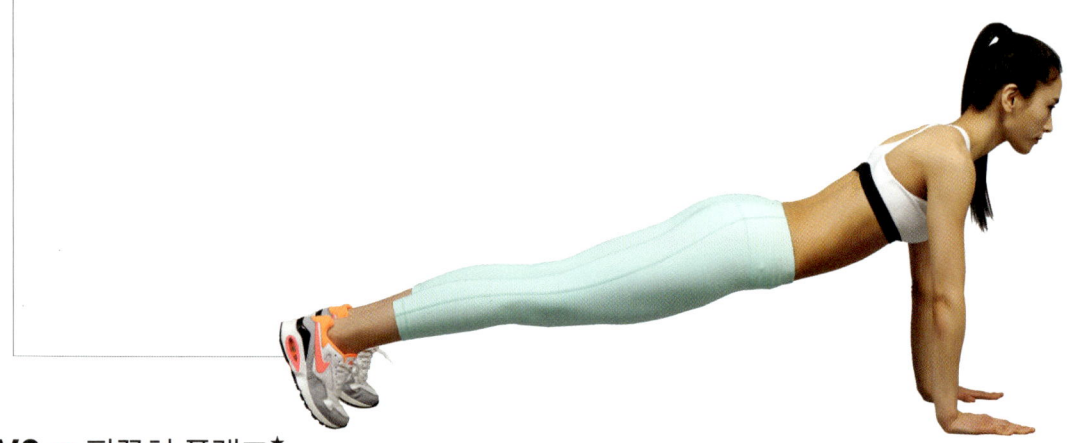

LV2 ● 팔꿈치 플랭크★

1. 팔꿈치로 버틴다.

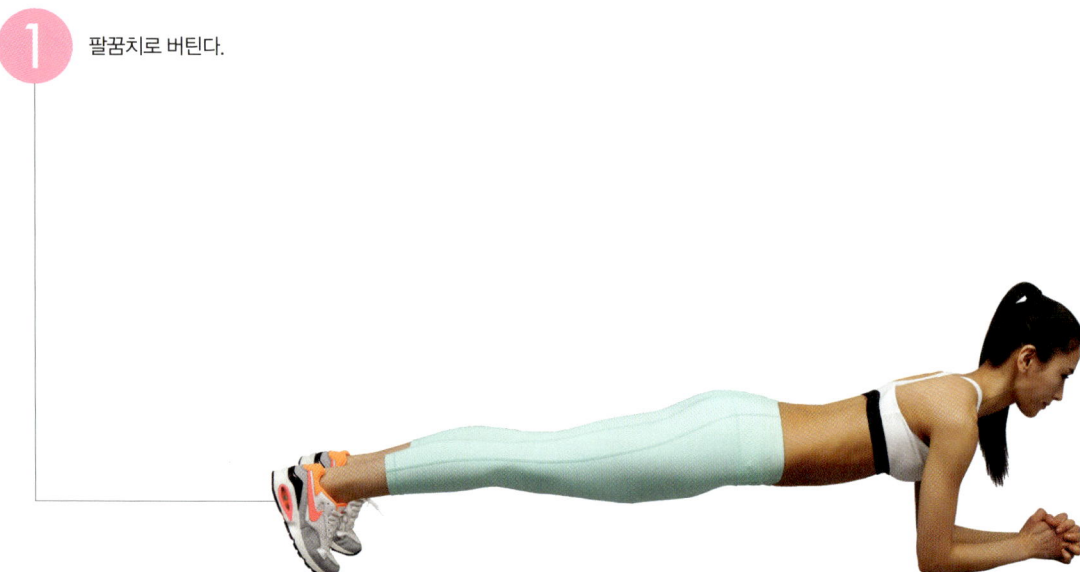

LV3 ● 한발 들고 플랭크★

1 팔꿈치로 버틴 상태에서 한발을 들고 버틴다.

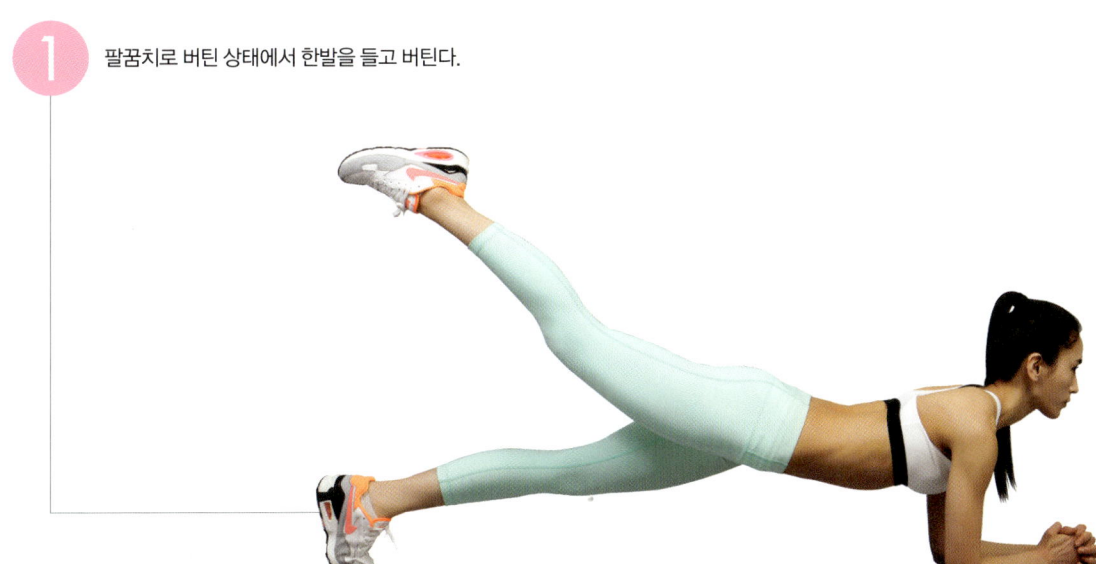

2 정해 놓은 시간이 지나면 발을 바꾼다.

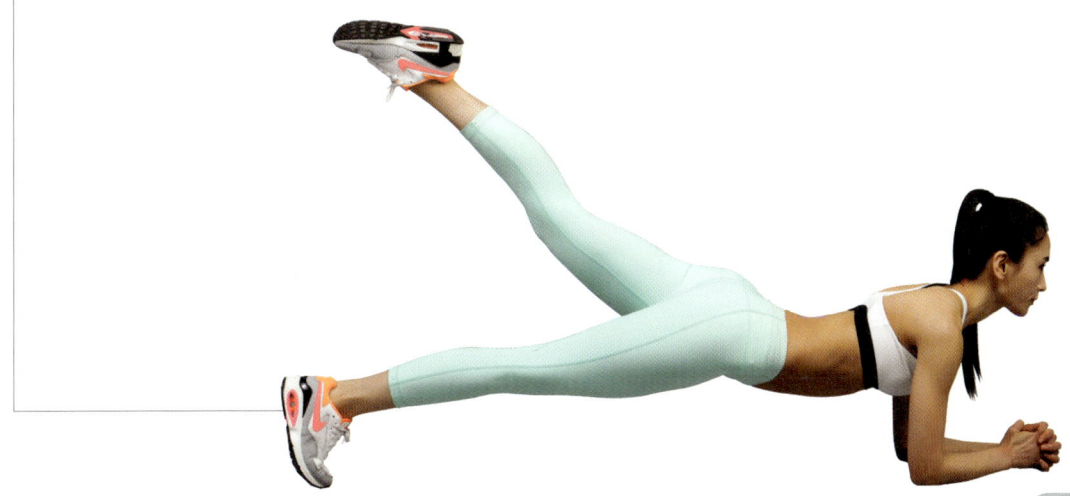

LV4 ● 팔 펴고 플랭크 니크로스**

1 푸시업 자세를 한다.

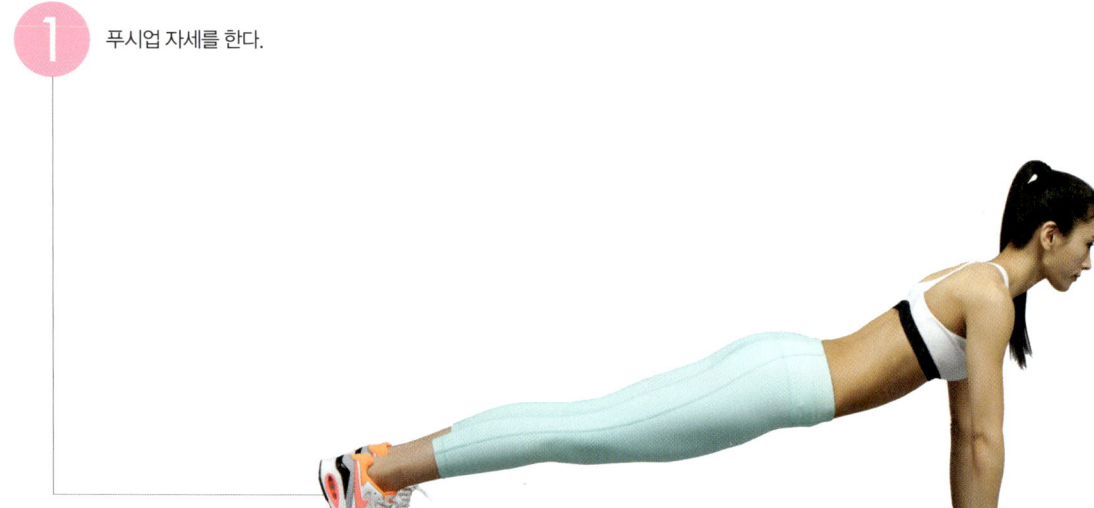

2 다리가 바닥에 끌리지 않도록 무릎을 팔과 팔 사이로 가져간다.
엉덩이가 높으면 안되며, 복부를 크런치하듯 동그랗게 말면서 무릎을 최대한 밀어준다.

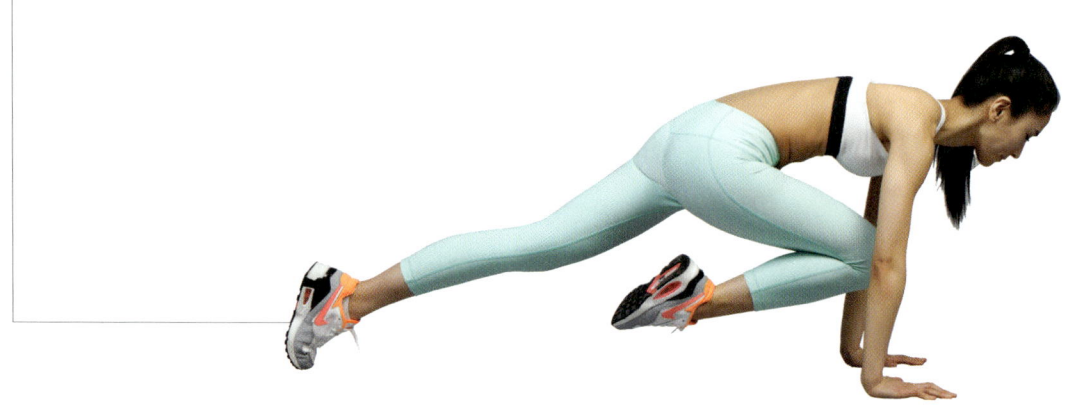

③ 발을 바꿔가며 반복한다.

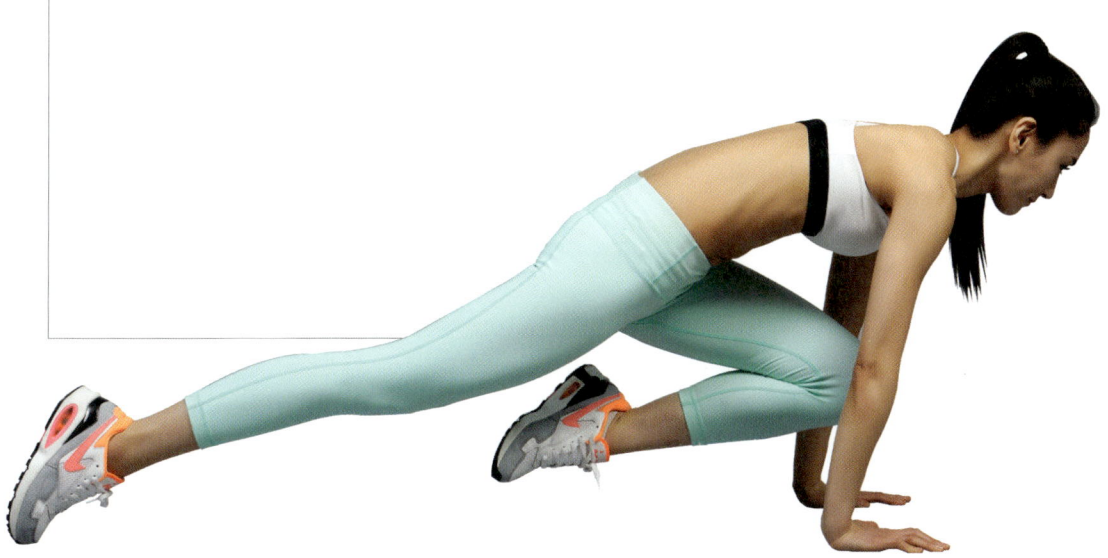

경험의 노하우
허리를 곧게 편 것보다 크런치를 하듯이 둥그렇게 말고 버티는 것이 복근을 자극하는데 훨씬 효과적이다. 배와 다리는 아래에 두고 어깨로만 버텨봐야 큰 운동 효과는 기대하기 힘들다. 사진의 동작 그대로를 따라서 해라. 플랭크가 복근 운동이란 편견은 버리자. 버텨주는 어깨와 그 중간에 있는 복근 그리고 허벅지 종아리까지 앞판에 달린 모든 근육이 같이 도와가며 버티는 것이다.

LV5 ● 팔꿈치 플랭크 니크로스★★★★

1 팔꿈치를 대고 엎드린다.

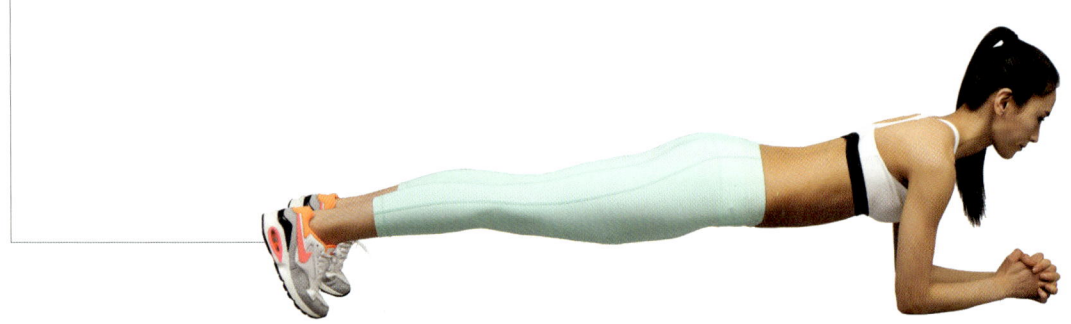

2 다리가 바닥에 끌리지 않도록 무릎을 팔과 팔 사이로 가져간다.
팔꿈치로 엎드렸기 때문에 'LV4 팔 펴고 플랭크 니크로스' 때보다 복부를 위로 더 말아올린다.

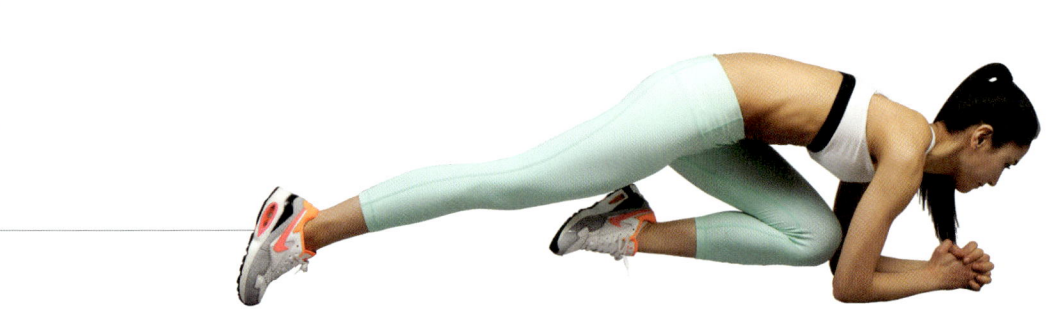

3 발을 바꿔가면 반복한다.

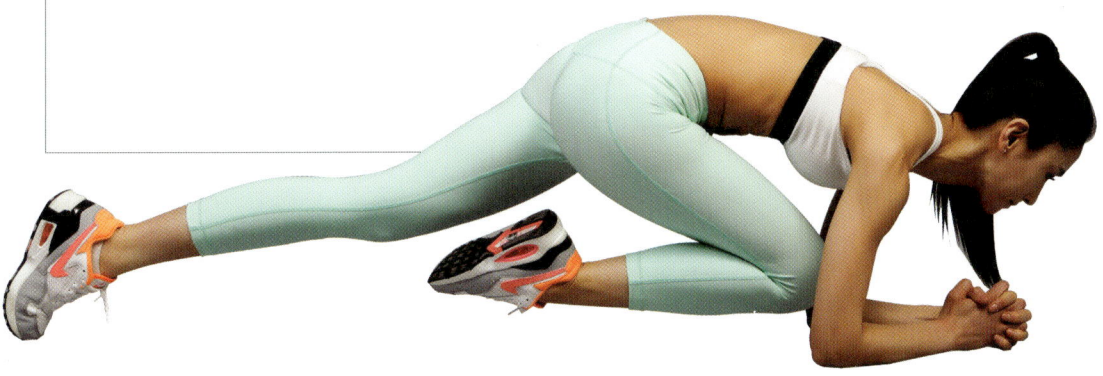

경험의 노하우
단 10회만으로 지옥을 경험했던, 내가 해 본 맨몸 운동 중에 가장 힘들다고 느꼈던 운동이라고 할 수 있겠다. 다른 동작 30개씩 시킬 때 왜 10개씩만 시켰는지 해보니 알겠더라. 남편은 '운동 효과를 높이기 위해서는 무릎을 당길 때 천천히 아주 지~긋이 눌러줘야 한다'고 늘 강조했다. 처음엔 코어의 힘이 약하다 보니 어깨와 팔의 힘으로만 버티려 했고 그러면 그럴수록 더 빨리 지쳤다. 다음 날 상체 뒷면의 근육통 또한 아주 심했다. 힘들수록 복부와 허리로 버틸 수 있도록 집중해야 해야 진정한 운동 효과를 볼 수 있을 것이다. 버피와 함께 해주면 단시간에 고강도의 운동을 할 수 있어 힘들지만 '오늘 운동 좀 했다!'라는 기분이 팍팍 들 것이다.

LV6 ● 사이드 플랭크★★★

 양발을 겹쳐서 몸을 옆으로 누인 다음, 1자가 되도록 몸을 일으켜 세워 버틴다.

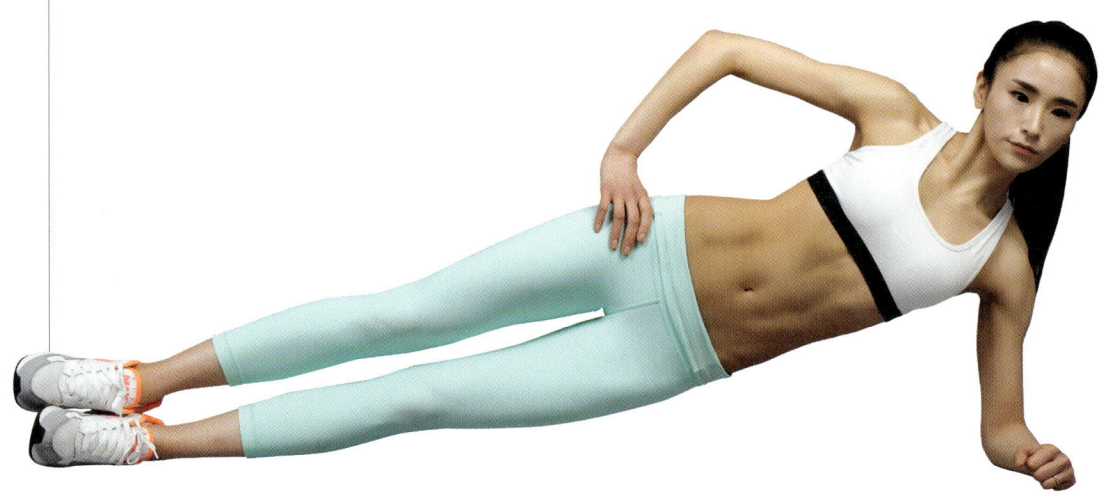

LV7 ● 사이드 플랭크 다리 들기★★★★

1 양발을 겹쳐서 몸을 옆으로 누인 다음, 1자가 되도록 몸을 일으켜 세워 버틴다.

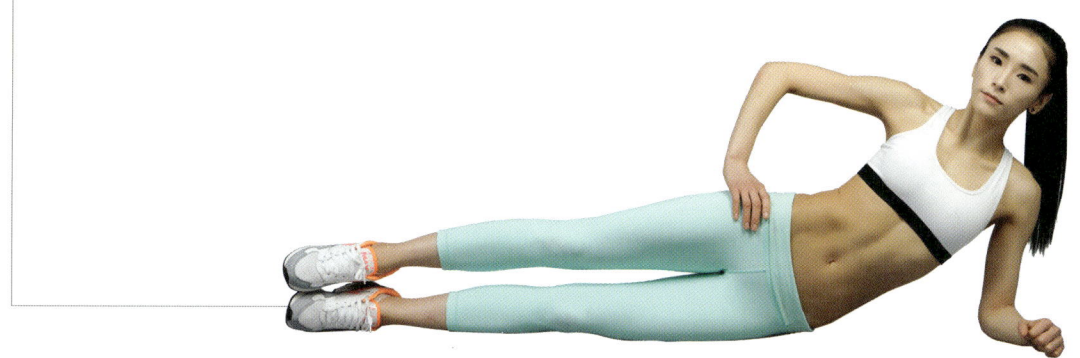

2 한쪽 다리를 천천히 들어올리고 내린다.

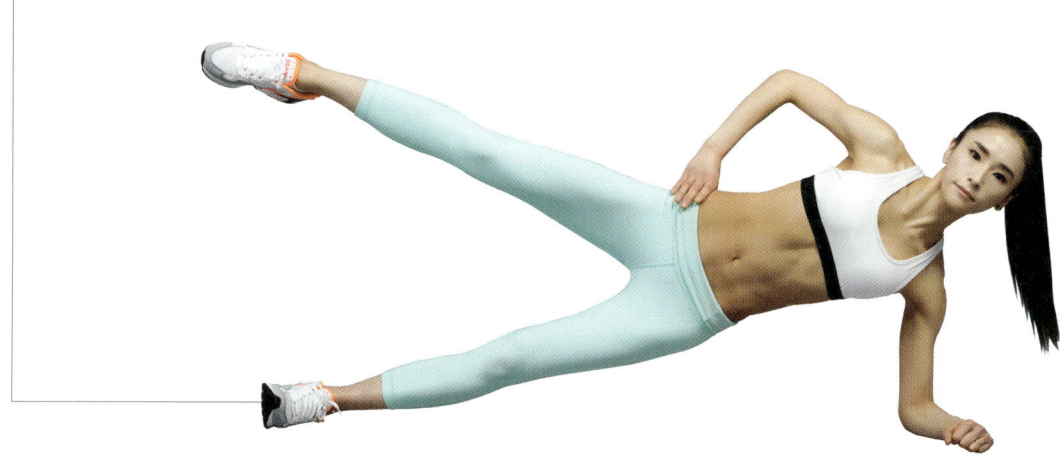

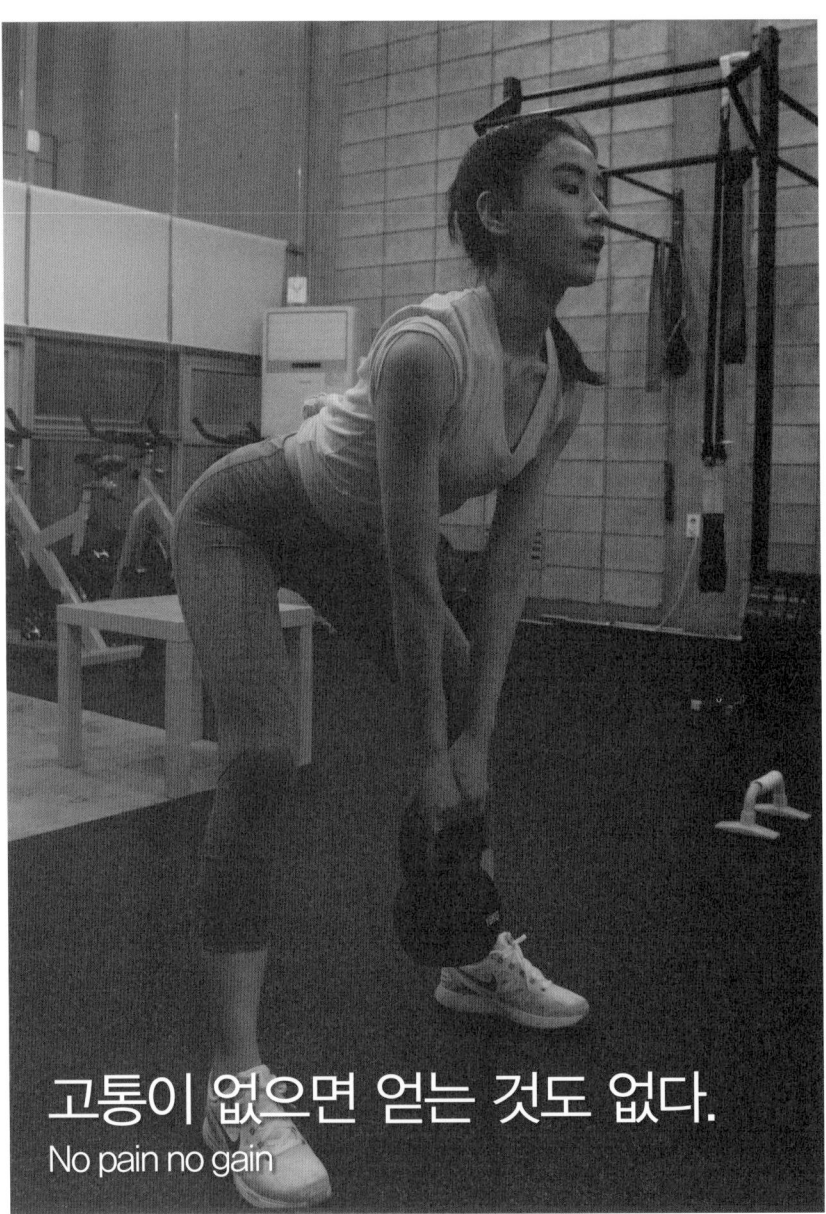

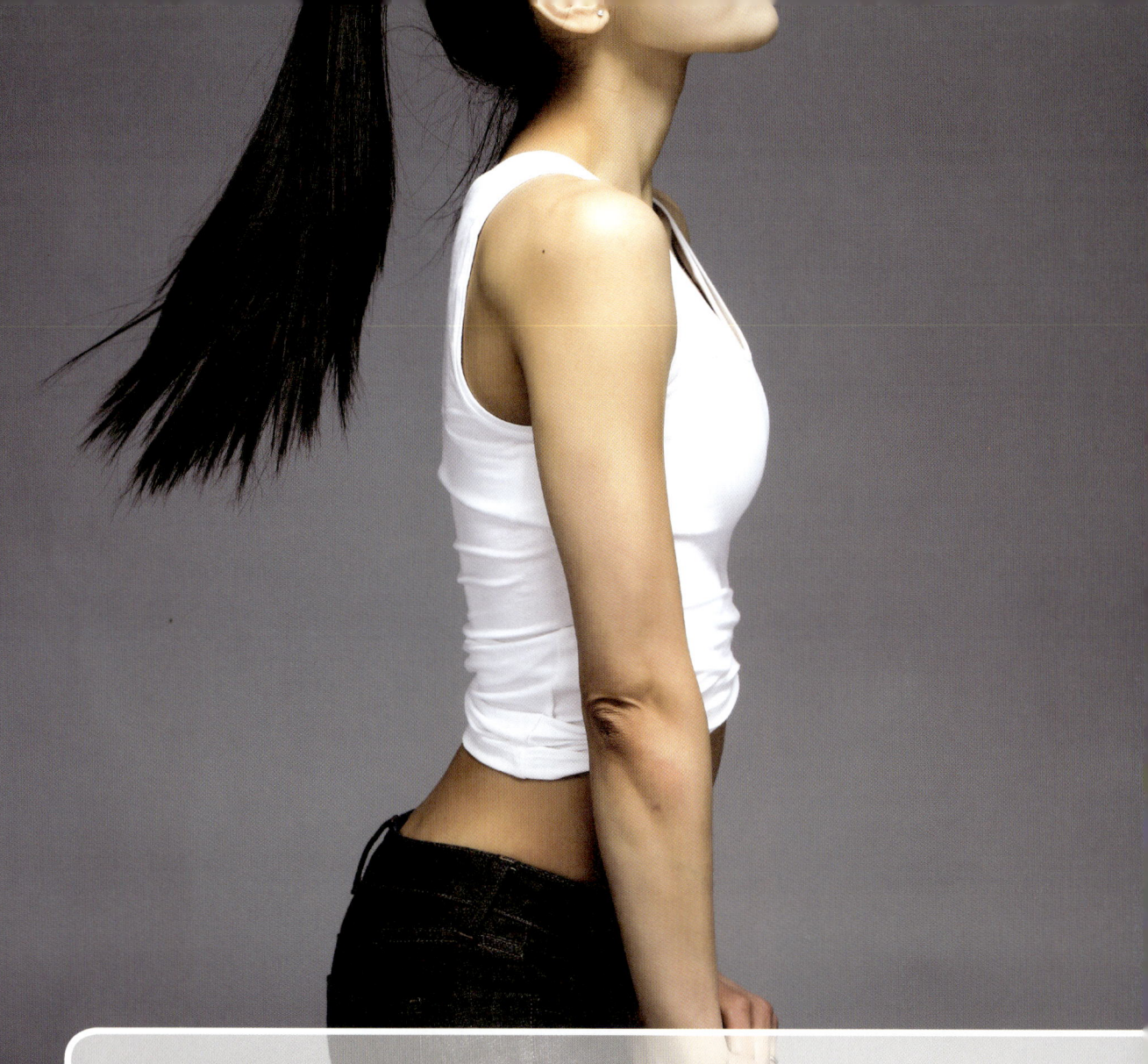

7 집에서 하는 최고의 유산소 운동

집에서 하는 유산소? 별 거 없다. 죽도록 힘든 걸 선택해라. 오래 해도 쉽다? 오래만 했을 뿐이지 운동 효과는 기대하면 욕심이다. 내게 하나만 고르라면 단연 버피이다. 버피를 하면 아랫집에서 쫓아 온다고? 쿵쿵거리면서 하는 버피는 별로 힘들지 않다. 다리를 뒤로 뻗고 당길 때 몸에 더 긴장을 주면 조용히 할 수 있다. 매트를 깔고 운동화를 신고 하길 권한다. 발가락 부상도 막을 수 있고, 소음도 훨씬 적어질테니.

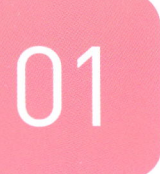# 01 죽음의 운동 버피 테스트

 꾸 언니의 한마디   처음에는 동작이 간단해 보여서 별 거 아니라 생각했다. 그래서 운동 프로그램을 짜면서 부위별 운동 사이에 버피 테스트를 30개씩 넣었더니 평소 무리없이 하던 운동들이 극한 운동이 되어버렸다. 유산소 운동을 따로 할 시간이 없을 때 버피 테스트를 강력 추천한다.

LV1 ● 버피 테스트★

1 스쿼트 자세보다 다리를 조금 더 넓게 벌린다.

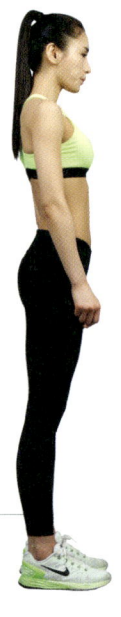 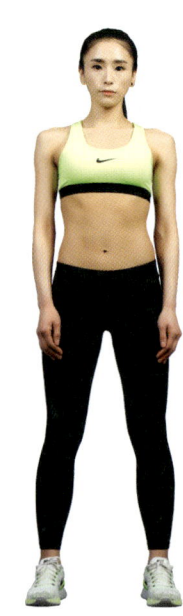

2 상체를 숙여 다리 바로 앞에 양손을 위치시킨다.

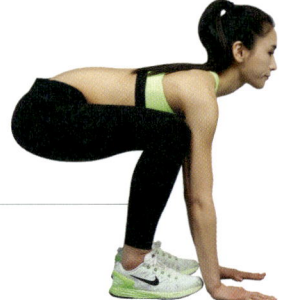 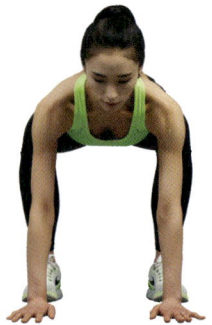

③ 엉덩이를 위로 튕겨주는 느낌으로 살짝 점프하며 양발을 뒤로 뻗어준다.

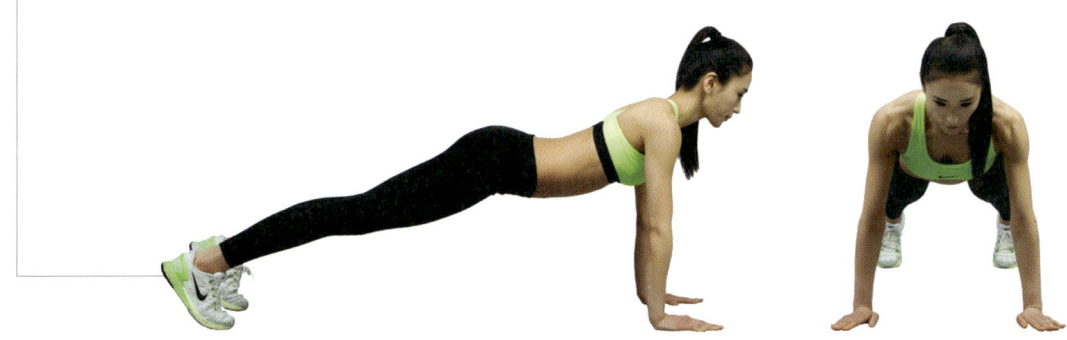

④ 다리를 튕겨 점프하면서 2번 자세로 돌아간다.

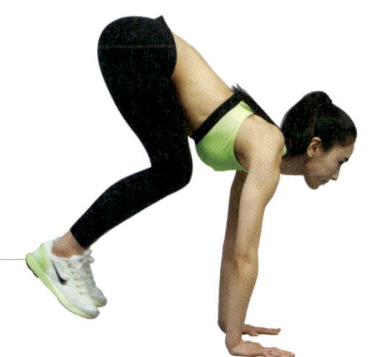 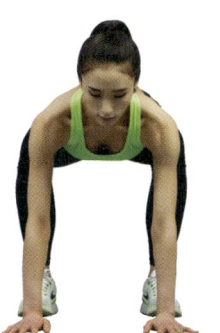

LV2 ● 버피 니크로스★★

① 스쿼트 자세보다 다리를 조금 더 넓게 벌린다.

② 상체를 숙여 다리의 바로 앞에 양손을 위치시킨다.

③ 엉덩이를 위로 튕겨주는 느낌으로 살짝 점프하며 양발을 뒤로 뻗어준다.

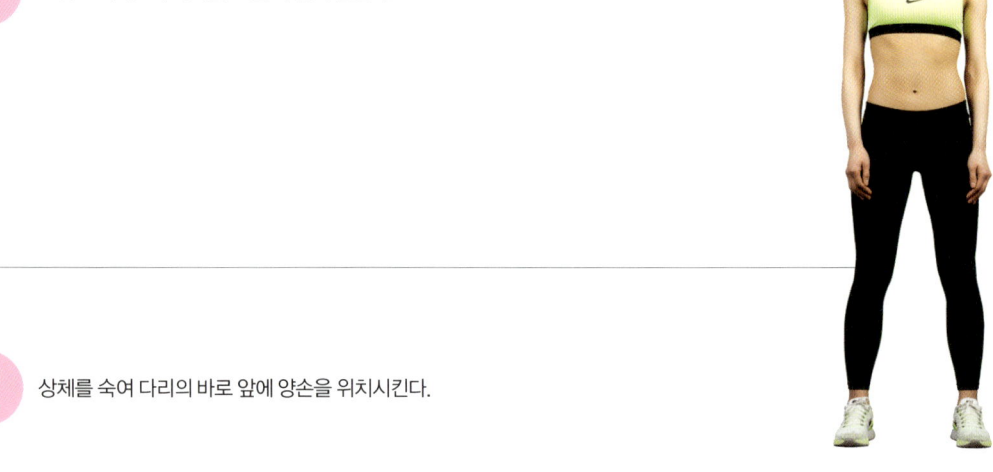

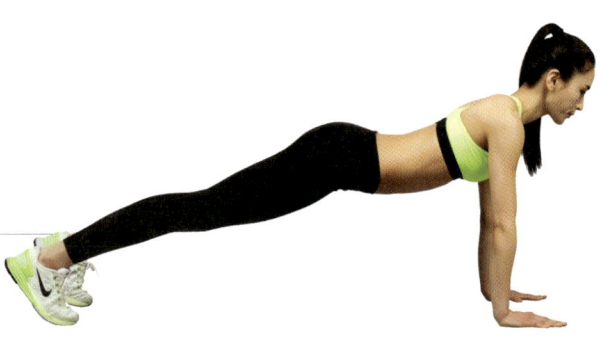

4. 플랭크 니크로스를 양쪽을 번갈아 한다.

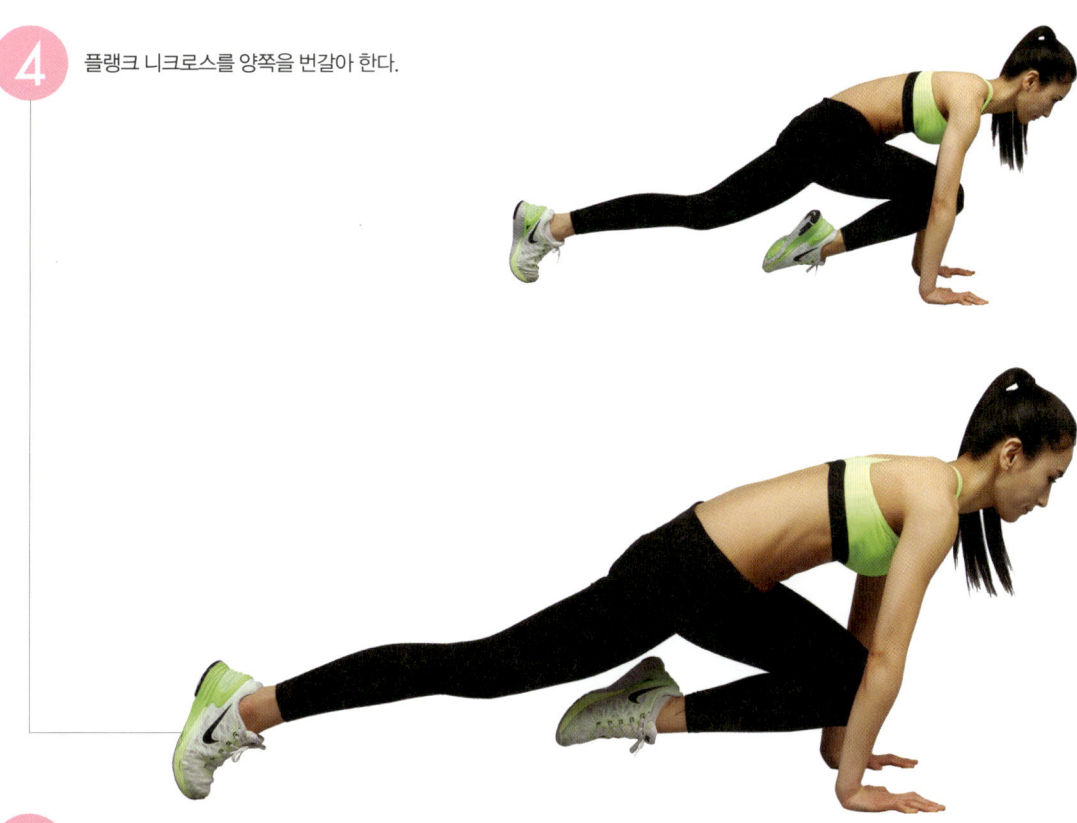

5. 다리를 튕겨 점프하면서 2번 자세로 돌아간다.

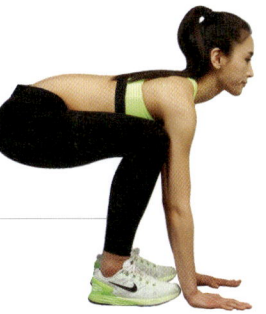

LV3 ● 푸시업 버피★★★

1 스쿼트 자세보다 다리를 조금 더 넓게 벌린다.

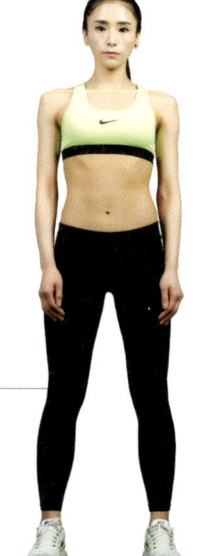

2 상체를 숙여 다리의 바로 앞에 양손을 위치시킨다.

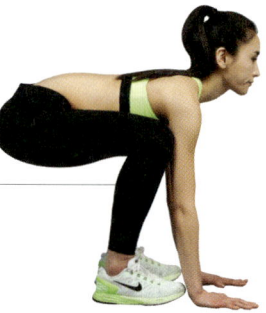

3 엉덩이를 위로 튕겨주는 느낌으로 살짝 점프하며 양발을 뒤로 뻗어준다.

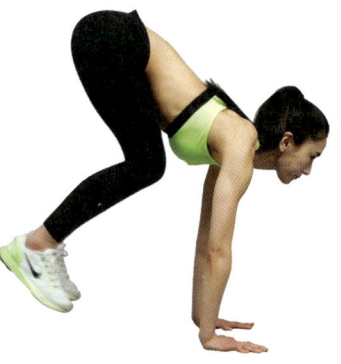

경험의 노하우

'죽음의 운동', '악마의 운동' 버피 테스트를 달리 부르는 이름이다. 그만큼 강도가 쎄다는 것이다. 바닥에 의지한 팔과 다리의 간격이 좁아서는 안된다. 다리를 최대한 멀리 뻗고 복부가 아래로 내려갔다가 그 반동을 이용해 올라가야 최대한 힘들게 할 수 있다. 버피 테스트에서 대부분 본인 합리화를 경험하게 될 것이다. 대충 횟수만 채워서는 제대로 했을 때의 반도 안되는 효과 이상 기대할 수 없다는 것을 명심하고 한 개를 해도 제대로 하자.

 정확한 동작으로 푸시업을 한다.

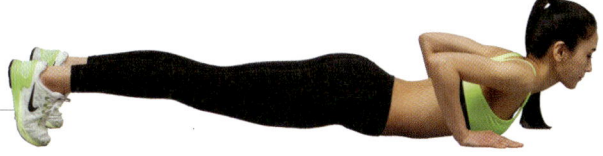

 팔을 펴주는 동작과 동시에 엉덩이를 튕겨올려서 다리를 당겨주며 2번 자세로 돌아간다.

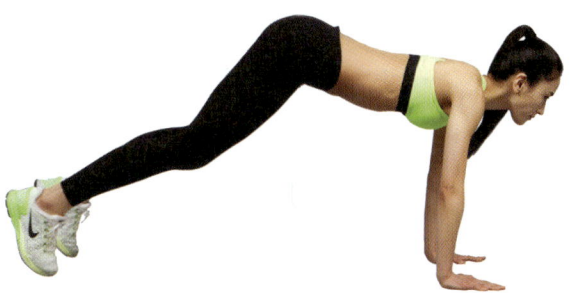

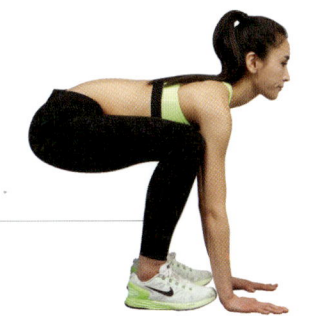

LV4 ● 버피 점프★★★

1 스쿼트 자세보다 다리를 조금 더 넓게 벌린다.

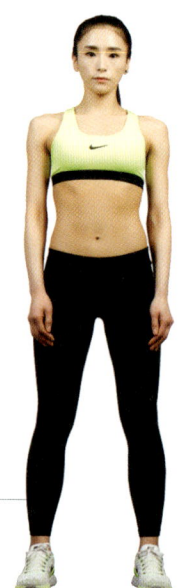

2 상체를 숙여 다리 바로 앞에 양손을 위치시킨다.

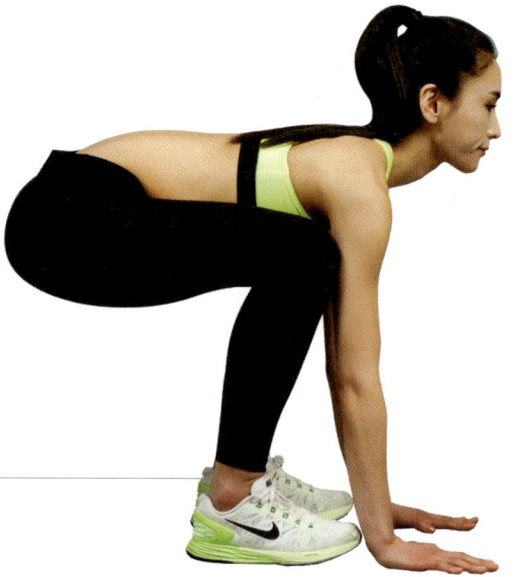

③ 엉덩이를 위로 튕겨주는 느낌으로 살짝 점프하며 양발을 뒤로 뻗어준다.

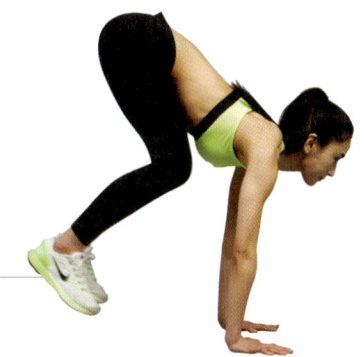

④ 다리를 당겨와서 10cm 정도 점프를 하고 몸을 곧게 펴며 점프를 10cm정도 한다.

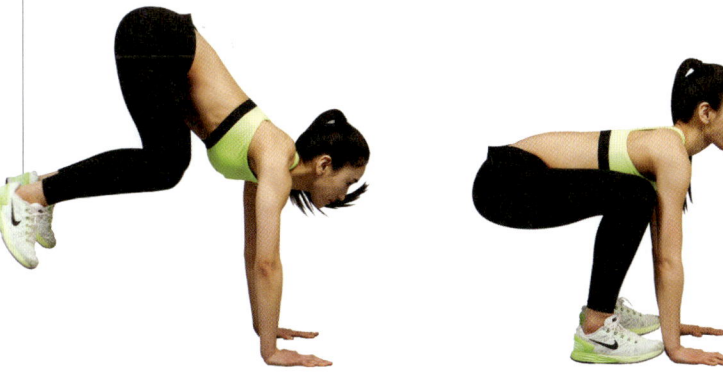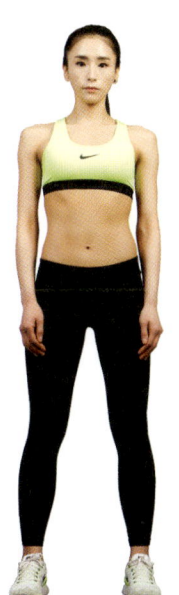

LV5 ● 푸시업 버피 니크로스★★★★

1 스쿼트 자세보다 다리를 조금 더 넓게 벌린다.

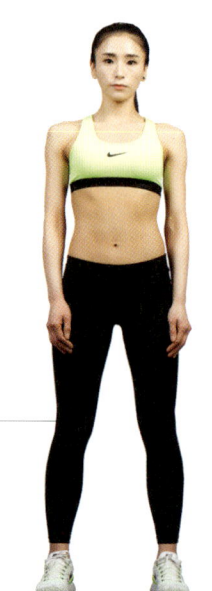

2 상체를 숙여 다리 바로 앞에 양손을 위치시킨다.

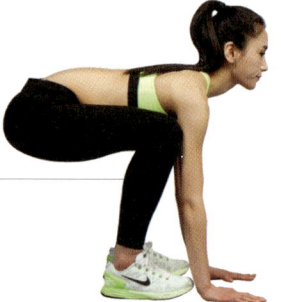

3 엉덩이를 위로 튕겨주는 느낌으로 살짝 점프하며 양발을 뒤로 뻗어준다.

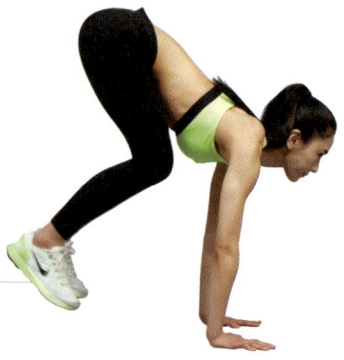

④ 플랭크 니크로스를 양쪽 번갈아 한다.

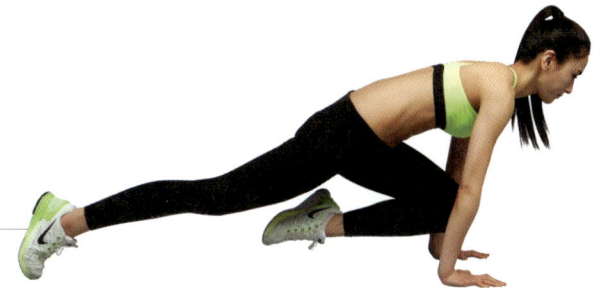

⑤ 정확한 동작으로 푸시업을 한다.

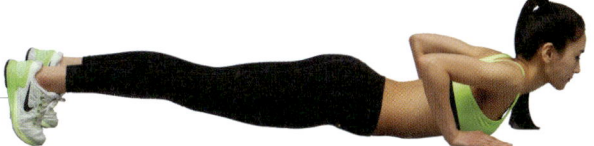

⑥ 팔을 펴주는 동작과 동시에 엉덩이를 튕겨올려서 다리를 당겨주며 2번 자세로 돌아가서 바로 바로 몸을 곧게 펴며 10cm정도 점프한다.

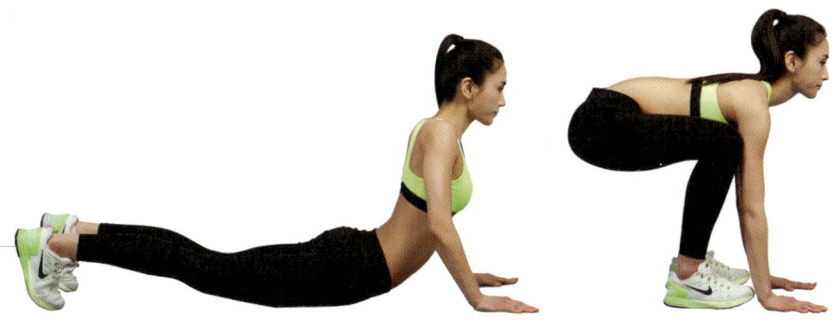

꾸 언니의 운동과 함께 하는 피부 관리법

운동을 시작하고 6개월이 넘어서자 거울로 보는 내 몸과 옷을 입었을 때 핏은 마음에 들지만 전체적으로 지방이 빠지면서 얼굴이 쳐지는 것 같고 푸석하고 폭삭 늙는 느낌을 지울 수가 없었다.

주사를 맞고 싶은 생각도 여러 번 했지만 마음을 잡고 틈틈이 피부 관리를 해보기로 했다. 실제로 효과를 보았던 운동과 함께 하면 좋은 피부 관리법을 소개한다.

❶ 흘릴 땀을 위해 운동 전에 클렌징 티슈나 워터로 얼굴을 한 번 닦아주고 시작한다.
❷ 1일 1팩을 꼬박꼬박 해주고 특히 밤에는 스킨부터 오일까지 5~6가지를 발라 영양을 듬뿍 주고 잔다.
❸ 검은 콩, 토마토, 석류,등 피부에 좋은 식품을 골고루 보충해준다.
❹ 비타민ABCDE, 오메가3, 유산균 등 음식으로 채우지 못한 영양소는 건강보조제로 채워준다.
❺ 운동할 때 힘들어도 인상쓰지 않도록 노력한다(잘 안될 때가 많긴 하지만…).

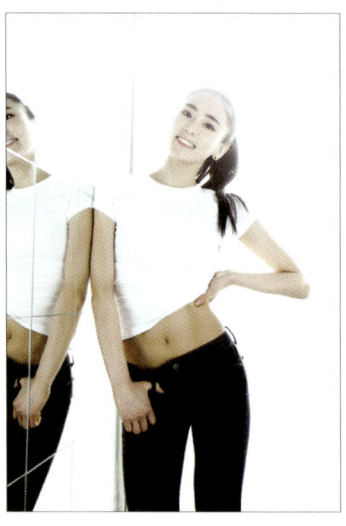

운동으로 인해 탄력이 생긴 건지 모르겠지만 지금은 얼굴이 푸석하거나 쳐진 느낌은 많이 없어졌고 오히려 더 탱탱해진 기분이다. 일단 꾸준히 운동하고 건강하게 먹고 생활하는 습관을 가져보자. 그렇게 꾸준하게 살다 보면 자연스럽게 몸도 피부도 내 마음도 건강해 질 테니….

꾸 언니의
건강한 간식!

● ● ●

사람마다 체질이 다르기 때문에 무조건적으로 따라 하기보다는 본인의 체질에 맞는 건강한 간식을 선택해서 먹도록 하자.

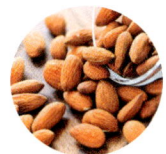

아몬드
단백질 함량도 높고 불포화지방산을 대체하는 역할로 다이어트에 좋다고 한다. 단, 이것도 많이 먹으면 살이 찔 수 있으니 하루 20알 이하로 섭취할 것!

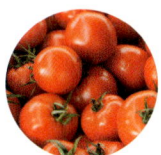

토마토
항산화 물질 가득, 각종 비타민과 무기질이 풍부하고 낮은 칼로리에 포만감 또한 좋아 다이어트에 너무나 좋은 간식!

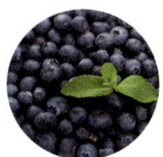

블루베리
생블루베리를 먹거나 냉동 블루베리로 스무디를 자주 만들어 먹곤 했다. 안토시아닌, 항산화질, 식이섬유가 다량 함유되어 눈 건강, 노화 방지에 탁월하며 심지어 열량이 낮아 살찔 걱정 없이 맘껏 먹을 수 있다.

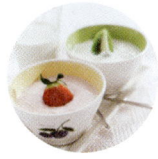

무설탕 플레인 요거트
다이어트를 하게 되면 변비에 걸리기 쉬운데 샐러드 드레싱으로 간식으로 플레인 요거트를 섭취해줌으로써 변비 없이 상쾌하게 다이어트 하는데 좋았다.
(브랜드별로 열량과 성분은 다를 수 있으니 성분을 잘 확인하고 선택할 것)

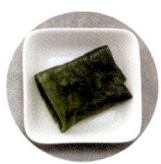

다시마
혈액 순환에 도움을 주고 요오드 성분이 풍부해 부기 빼는 데도 효과적이다.

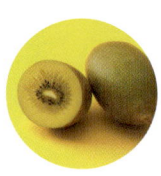
키위, 포도
칼륨이 많이 들어 있어 몸속의 나트륨을 배출하는 데 도움을 준다.
(과일은 당도가 높아 많이 먹으면 살이 찔 수 있으니 적당량만 먹자!)

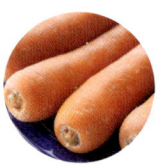
당근
좋은 영양소가 듬뿍 들어간 채소라는 건 누구나 알고 있는 사실. 하지만 나는 순전히 씹는 즐거움을 위해 즐겨 먹었던 간식!

꾸 언니의
맛있는 다이어트 식단

● ● ●

　　예전엔 배가 안고프면 그냥 굶거나 대충 때우고 말았는데 운동을 병행한 다이어트를 하다 보니 힘이 없어서 끼니 거르는 건 있을 수가 없는 일! 이왕이면 몸에 좋고 질리지 않을 음식을 찾게 되다 보니 다양한 단백질과 양질의 탄수화물, 좀 더 좋은 형태의 지방질을 섭취하려고 하는 편이다. 뭐 하나 만들려면 주방을 초토화시키는 초보 주부이지만 건강과 다이어트를 위해 이 정도 수고쯤은 아무것도 아니란 생각이 들게 되었다. 아침은 집 밥, 점심은 도시락 혹은 밖에서 사 먹을 땐 자극적이지 않는 메뉴(야채 김밥, 생선구이, 고기 등), 저녁은 항상 샐러드로 마무리했다.

　　극단적인 식사 제한은 우리에게 결국 상처만을 남긴다. 맛있는 음식 만들어 먹으며, 더욱 파이팅 넘치게 'DESLUN'하길 바란다.

TIP >>> 아침엔 배불리 먹진 못하지만 거르지 않고 꼬박꼬박 먹으려 한다. 이것저것 먹기 복잡하고 귀찮을 때 자주 해먹는 게 볶음밥인데 다양한 재료가 들어가 한 번에 영양소를 골고루 섭취할 수 있어 좋다.

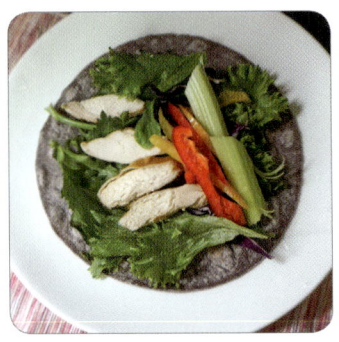

닭가슴살 흑미 또띠아

재료 흑미 또띠아, 닭가슴살, 샐러리, 파프리카, 양상추
(재료는 본인의 스타일에 맞게 얼마든지 바꿔줘도 좋다)

① 적당히 달군 팬에 앞뒤로 살짝만 데워준다.(기름은 두르지 않는다)
② 양상추를 가장 밑에 깔아주고 위에 샐러리, 파프리카, 양상추, 닭가슴살까지 가지런히 올려준다.(훈제 닭가슴살이라 따로 조리할 필요가 없다)
③ 그냥 먹으면 너무 심심할 수 있는데 그때 레몬 요거트 드레싱에 찍어 먹으면 상큼하고 맛있는 든든한 다이어트 식사를 할 수 있다.

TIP >>> 여기에 요거트 드레싱을 뿌려주고 잘 포개어 돌돌 말아주면 끝! 기호에 따라 견과류, 고구마,참치 등을 넣어줘도 좋다. 현미 또띠아, 밀 또띠아로 다양하게 응용할 수 있는 간단 레시피로 퍽퍽한 닭가슴살이 질릴 때 쯤 건강한 저 칼로리 한 끼 식사를 맛있게 즐길 수 있다.

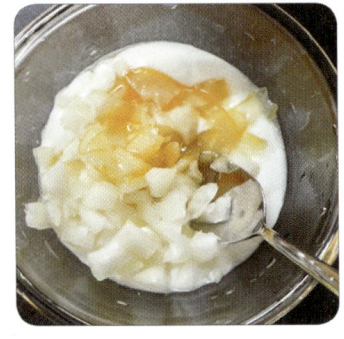

저칼로리 요거트 드레싱 만들기

재료 플레인 요거트, 양파, 레몬청
플레인 요거트에 잘게 다진 양파와 레몬청(1TS) 정도 넣어주고 잘 섞어준다.
레몬청을 많이 넣으면 너무 달기 때문에 소량만 넣어준다.

TIP >>> 레몬청이 없을 경우 과일잼도 좋고 레몬즙만 넣어 줘도 상큼하게 먹을 수 있다.

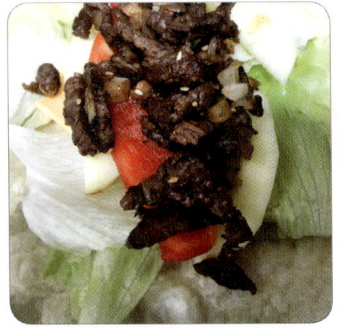

소고기 또띠아

재료 소고기, 양파, 파프리카, 양상추, 사과, 치즈, 현미 또띠아
① 현미 또띠아를 달군 팬에 앞뒤로 살짝 데운다.
② 양상추를 깔고 사과, 파프리카, 치즈를 올린다.
③ 소고기와 양파를 살짝 볶아서 올려주고 돌돌 말면 끝이다.

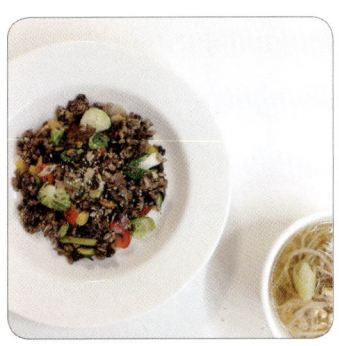
소고기 야채 볶음밥

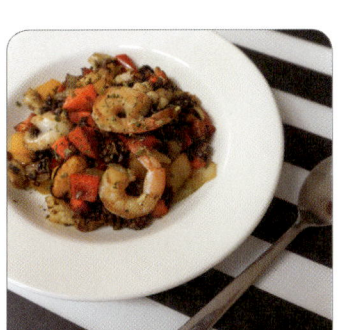
해산물 야채 볶음밥

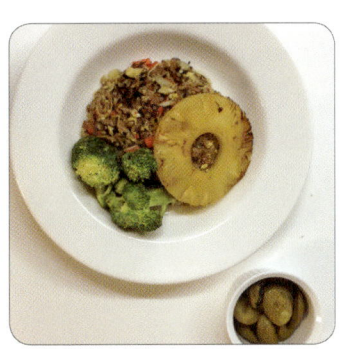
게살 볶음밥

볶음밥 류

순서와 방법은 거의 같다. 볶음밥이라고 해서 기름을 들이부으면 다이어트 건강식 의미가 없다.

❶ 달군 팬에 씨앗류의 오일을 살짝 둘러주고 채소를 볶는다.
❷ 주재료(소고기, 해물, 닭가슴살 등)를 넣고 함께 볶아준다.
❸ 저염간장으로만 간을 해준다.
❹ 바질, 후추 등으로 음식의 풍미를 더해주면 끝!

어설픈 솜씨로 가끔 이렇게 도시락을 싸주기도 하는데 간을 거의 최소한으로 한 저염식이라 부담 없이 든든히 먹을 수 있다.

TIP 〉〉〉 파인애플이나 토마토 등 음식에 어울리는 재료를 살짝 구워 올려주면 새콤달콤한 맛이 함께 어우러져 더욱 맛있다.

▶ **소고기 야채 볶음밥**
재료 불고기용 소고기, 방울 양배추, 양파, 파프리카

▶ **해산물 야채 볶음밥**
재료 냉동해물, 당근, 파프리카, 양파

▶ **게살 볶음밥**
재료 냉장고 속 각종 채소, 게살, 파인애플
여기에 파인애플을 살짝 구워 올려주면 새콤달콤한 맛이 함께 어우러져 더욱 맛있다.

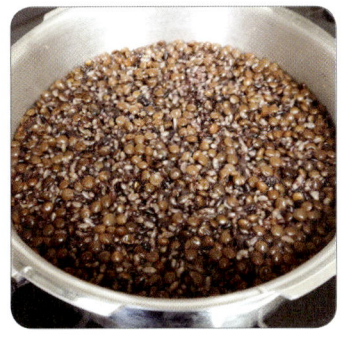

주식

흰쌀 대신에 현미찹쌀, 발아현미, 흑미 등 다섯 가지 잡곡을 혼합한 저 탄수화물 저 칼로리의 건강밥으로 바꿨다. 렌틸콩이 듬뿍, 고슬고슬 현미 잡곡밥, 생각보다 부드러운 식감의 고소한 밥맛이 별도의 반찬 없이도 아주 훌륭하다. (그렇다고 많이 먹으면 안 되겠지만^^) 식단을 완전히 바꾸는 것보다 평소보다 덜 짜게, 덜 달게 먹는 습관을 만드는 것이 좋다.

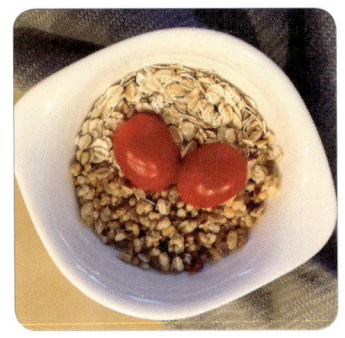

오트밀 죽

재료 오트밀, 뮤즐리, 아보카도, 우유 or 요거트, 견과류, 제철과일

처음엔 오트밀 먹는 게 익숙치 않아 우유에 불려 먹기도 했었는데 익숙해진 지금은 플레인 요거트에 뮤즐리, 오트밀을 말아 간단하게 먹는 편이다. 아보카도, 바나나, 사과, 견과류 를 올려 먹으면 아주 영양 만점 아침 식사로 제격이다.

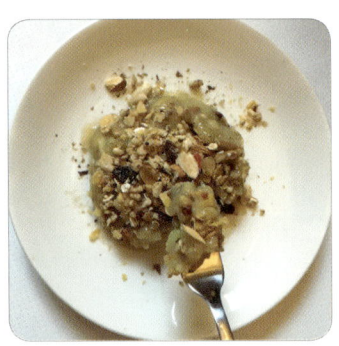

든든한 감자 바나나

재료 감자, 바나나, 견과류
❶ 찐감자와 바나나를 함께 으깨준다.
❷ 위에 뮤즐리와 견과류를 뿌려준다.
비주얼은 아름답지 않지만 맛도 좋고 든든하게 한 끼 식사 대용으로 강추하는 음식이다.

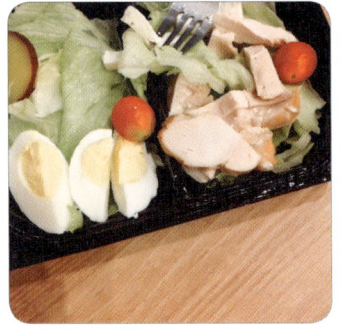

닭가슴살 샐러드

샐러드류

재료 각종 채소, 닭가슴살 or 소고기, 제철 과일, 견과류, 삶은 고구마, 삶은 계란

대단한 건 없다. 원하는 샐러드 채소를 준비한다.
샐러드라도 영양소가 골고루 들어간 든든한 한 끼가 될 수 있도록 한다.

▶ **닭가슴살 샐러드**

재료 양상추, 닭가슴살 팩 1/4, 삶은 고구마 3조각, 삶은 계란 1개, 방울 토마토 5개, 아몬드
가장 기본으로 주로 먹었던 샐러드. 아직도 꾸준히 먹고 있다.

▶ **석류 샐러드**

재료 닭가슴살, 석류, 방울토마토 2개, 고구마 작은 것 1/4, 로메인, 적양배추, 양상추, 아몬드

▶ **고구마 딸기 샐러드**

재료 싱싱한 딸기, 고구마 작은 것 반 개, 양상추, 계란 흰자 2개
딸기는 칼로리도 낮고 포만감이 커 샐러드로 먹으면 한 끼 식사로 훌륭하다.

▶ **소고기 샐러드**

재료 어린잎 채소, 구운 마늘, 소고기 스테이크, 버섯

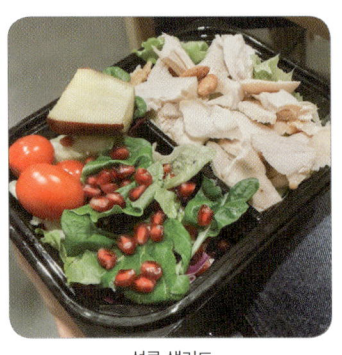

석류 샐러드

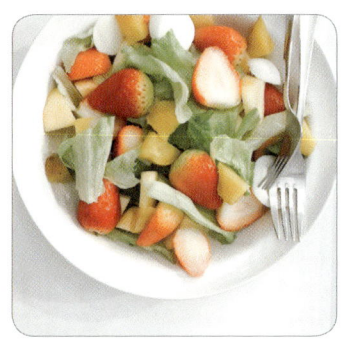

고구마 딸기 샐러드

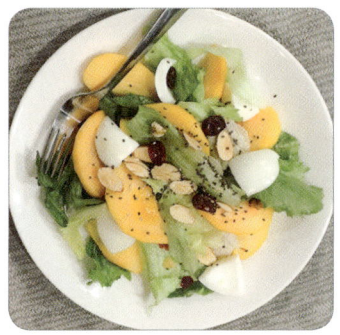

단감 샐러드

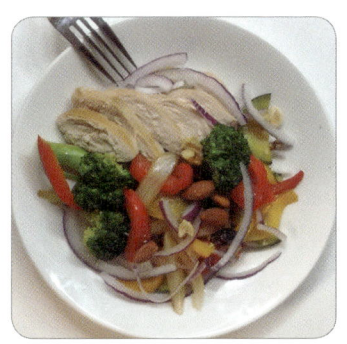

닭가슴살 브로컬리 샐러드

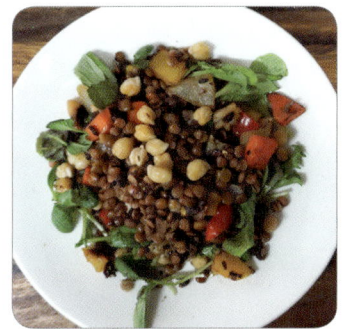

슈퍼 푸드 샐러드

구운 마늘이면 별다른 소스가 없이도 충분히 맛있게 먹을 수 있다.

▶ **단감 샐러드**
재료 단감, 양상추, 믹스너트, 삶은 계란 흰자 1개, 치아씨드
단감은 칼륨의 함량이 높아 나트륨 배출에도 도움을 준다고 해서 자주 먹는다.

▶ **닭가슴살 브로콜리 샐러드**
재료 닭가슴살, 브로콜리, 파프리카, 양파, 견과류
늦은 시간 운동이 끝났다. 어쩔 수 없이 먹어야 한다면 살짝 익힌 채소와 함께 약간의 단백질을 섭취해주는 것도 나쁘지 않다.

▶ **슈퍼 푸드 샐러드**
재료 병아리콩, 렌틸콩, 샐러드용 채소, 구운 파프리카, 구운 양파
❶ 각종 샐러드용 채소를 준비한다.
❷ 샐러드에 병아리콩과 렌틸콩을 올려준다.
이외에도 삶은 렌틸콩에 두유를 넣고 믹서에 갈아 먹어도 좋고 샐러드나 카레 등 여러 음식에 넣어 먹으면 맛과 건강 모두 챙기기 딱 좋다. 운동과 다이어트를 시작한 이후로 거의 매일 저녁은 샐러드를 먹었고 지금도 주말 이외엔 어김없이 지키고 있다. 드레싱 없이 먹는 게 처음엔 힘들었지만 이제는 익숙해져 괜찮다.

▶ **연어 샐러드**
재료 연어(훈제 연어는 나트륨함량이 높으니 웬만하면 생연어를 먹길 권장한다), 브로콜리, 양파, 바질
❶ 브로콜리는 살짝 데치고, 양파는 얇게 썰어 준비하고 샐러드 채소위에 데친 브로콜리와 양파, 연어를 올려준다.
❷ 바질이나 로즈마리를 뿌려주고 위에서 알려주었던 요거트 드레싱을 뿌려준다.
(향신료를 굳이 좋아 하지 않는 다면 패스해도 좋다. 나는 그냥 향이 좋아서 소고기 스테이크나 심심한 연어 샐러드에 자주 사용하는 편)

EPILOGUE

내 생각이 바뀌지 않으면
아무것도 할 수 없다!

● ● ●

　어쩌면 여러분은 이 책을 통해 바로 적용할 수 있는 운동 시간표, 다이어트 식단을 얻길 원했을 수도 있다. 하지만 나는 그 이전에 먼저 '할 수 있다'는 자신감을 가지고 생각과 마음을 바꾸라고 말하고 싶다. 옆에서 입이 닳도록 얘기한다고 해도 내 생각이 바뀌지 않으면 아무것도 할 수 없다는 것! 그것이 할 줄 아는 거라곤 운동 가르치는 일밖에 없으며 11년째 그 일을 하고 있는, 우직한 내 경험이 내린 결론이다.

　다이어트와 운동에는 특별한 방법도 특별한 사람도 없다. 누구나 할 수 있다. 겁먹지 말고 할 수 있다는 믿음으로 데스런과 함께 도전해보자. 아무 일도 하지 않으면 아무 일도 일어나지 않는다. 운동은 건강하고 자신감 있게 살아가기 위한 평생의 숙제이다. 나의 아내인 꾸 언니도 여러분과 같은 입장으로 시작을 했고, 멋지게 해내 주었으며 이 책이 그 솔직한 과정이기에 여러분에게 조금 더 진정성 있게 다가갔기를 바란다. 너무나 하고 싶지만 몰라서 못했던 사람들을 위해 나의 경험들과 함께 담겨져 있는 작은 팁들이 도움이 된다면 이 운동장이는 더할 나위 행복할 것이다.

　하고자 하는 의지가 있다면 이 책 한권이면 충분하리라 생각한다. 〈닥치고 데스런〉이라는 타이틀은 하기도 전에 궁금해만 하고 질문부터 하는 이들이 너무 많아 '묻지 말고 일단 몸을 던지라'는 의미로 정해졌었다. 앞으로 여러분의 생 앞에 남아 있는 긴 시간 중 1년은 결코 긴 시간이 아니다. 딱 1년만 해보자. 지금 바로 시작해라.

— 닥치고 데스런 조성준

닥치고 데스런 우먼스 QR 목록

스쿼트	런지	데드리프트	숄더프레스	벤트 오버 로우
68	70	72	74	76

푸시업	크런치	레그레이즈
78	80	82

와이드 푸시업	푸시업 가슴 열기	푸시업 다리 들기	푸시업 무릎 당기기	푸시업 + 엉덩이 세우기

88	90	92	96	98

사이드 & 프론트 레터럴 레이즈	아놀드 프레스	체어 딥스	백 익스텐션	데드 로우
100	102	104	108	110

스윙	굿모닝 엑서사이즈	미니 에어 스쿼트	점프 스쿼트	체어 런지
112	114	118	120	122

사이드 런지	브릿지	윗몸 일으키기	트위스트 크런치	크런치 상태에서 레그레이즈
124	126	130	132	134

다리 세우고 크런치	브이 업	원 레그 데드리프트	플랭크	버피 테스트
136	138	142	144	154

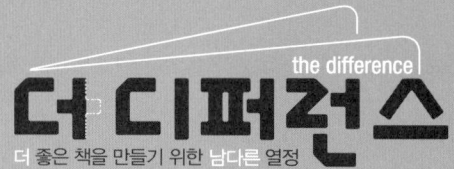